患者参加型医療

本当のパートナーシップの実現を目指して

岩堀 禎廣 編著
鈴木 信行＋有田 悦子 著

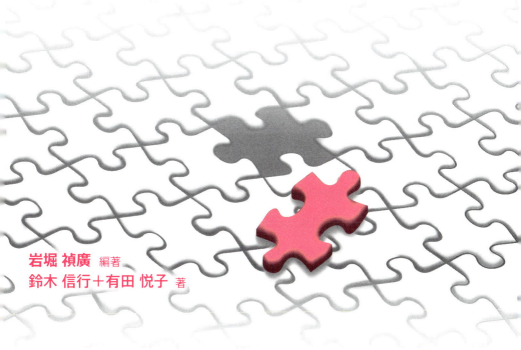

はじめに

　この本は，「患者参加型医療」を世の中に広めるためのものです。この本が，「今」必要だということは，現在の医療は，患者参加型になっていない，すなわち「患者『非』参加型」医療になっているということです。

　これまで，医療の現場で「患者」として，または「医療者」として，こんなことはありませんでしたか？

<患者>
話をきいてくれない。

<医療者>
必要な話はした。

望んでいた治療と違う。

エビデンス的にベストな治療選択をした。

ホントは，薬は飲みたくない。

治療に来る患者は，必然的に薬を欲しがっている。

ホントは，もっと相談したい悩みがあるけど，言えない。

患者は必要な話はしたし，自分も患者の悩みはすべて把握している。

でも，「もっと，こうだったら良いのに」と思うことはありませんか？

<患者>
心から通じ合って話し合える。悩みを言える。

<医療>
患者から信頼されている実感が得られる。

医療者と話して，納得のいく治療に前向きに取り組みたい。

患者から本当は他人に言いづらい悩みも相談してもらえる。

＜患者＞
（病気ではなく）私に関心をもって
もらえる。

＜医療＞
患者から「あなたに聞いてもらいた
かった」「あなたに相談したかった」
「あなたなら話せると思って」と言
われる。

治療，薬に対する不安をなくしたい。
治療，薬に対する不安がなくなった。

最後まで，一緒に歩きたい。

私の話を最後まで聞いてくれた。
しっかり，身体をみてくれた。

医療者だけじゃなく，患者と一緒に
治療方法を決めていきたい。

信頼できる医療者に最後までお願い
したい。

　患者参加型医療が広まることにより，このような患者と医療者の関係が生み出されるようになります。「単に，病気を治すだけの関係」を超えた，「これからの人生が変わるような出会いになる関係」です。
　実は，患者も医療者も，多くの人々は，このような関係を望んでいるのではないでしょうか。望んでいるなら，実現してみませんか？
　そのような思いから，誕生したのが本書です。本書では患者参加型医療の問題を解決するための手引きとして，より多くの方々にご理解いただけるよう，「分かりやすさ」を重視し，文章や構成を工夫しています。
　専門職に就かれる方々のみならず，一般の方々にもぜひお読みいただきたいです。
　とりわけ，現場で活躍する薬剤師の方々の一助となれば幸いです。

2019年　令和の始まりに寄せて

著者一同

目次

はじめに ……………………………………………………………… 1

第1章
患者参加型医療とは？　岩堀禎廣 …………………… 5
「患者が医療の中心でありながら置き去りにされる」現象とは？ … 6
患者参加型医療における患者の役割 ………………………………… 9
「患者が医療の中心でありながら置き去りにされる」現象の具体例 … 10

第2章
なぜ，患者は薬を飲まないのか？　岩堀禎廣 ……… 19
コンコーダンス・モデルに出会ったきっかけ …………………… 19
コンコーダンス・モデルとは？ …………………………………… 19
コンコーダンス・モデルのポイント ……………………………… 20
コンコーダンス・モデルが提唱されるようになった背景 ……… 21
捨てられている薬剤費 ……………………………………………… 22
服薬指導の重要性 …………………………………………………… 23
患者は，薬を飲みたくない ………………………………………… 23
できれば，薬を飲まずに治したい ………………………………… 25
医療者は特別な場合を除いて，患者に薬を飲ませることはできない … 26
患者の協力なしに薬を飲ませることはできない ………………… 27
コンコーダンス・モデルの前提 …………………………………… 27
コンコーダンス・モデルの課題 …………………………………… 30
コンプライアンス，アドヒアランス，コンコーダンス ………… 32

第3章
患者視点のない医療者は生き延びれない
　　患医ねっと　鈴木信行 ………………………………… 35
患者とは？ …………………………………………………………… 35
患者が目指す「患者参加型医療」とは？ ………………………… 36
患者参加型医療における理想的な関係性とは ……………………… 40
患者参加型医療を実現させるための取り組み …………………… 43
調剤薬局への期待 …………………………………………………… 46
お薬手帳を活用した薬局における患者参加型医療の具体例 …… 48

リハビリチームへの期待……………………………………54
患者視点を得る方法の具体例……………………………54
さいごに………………………………………………………58

第4章
患者の想いを共有するために
　　〜薬剤師と患者のコミュニケーション〜　有田悦子…………59
患者心理とプラセボ効果……………………………………59
薬剤師は"薬"の専門家！の落とし穴……………………62
医療者と患者の心理的力関係………………………………64
医療者と患者は異文化コミュニケーション………………65
認知のギャップ………………………………………………66
ギャップを埋めるためには…………………………………68
患者の想いを聴く……………………………………………69
個々の患者に合わせて伝える………………………………72
インフォームド・コンセントを与える……………………74
おわりに　〜かかりつけ薬剤師は患者の人生の伴走者〜……76

第5章
最初の一歩は薬剤師から！　岩堀禎廣……………79
なぜ，薬剤師からなのか？…………………………………79
薬剤師と患者のすれ違い……………………………………79
歴史的パターナリズムからパートナーシップへ…………86
薬剤師の「今」と「これから」……………………………88
患者参加型医療の課題………………………………………95
最後に　〜本書のまとめ〜…………………………………98

おわりに…………………………………………………………103

執筆者一覧
岩堀禎廣　合同会社オクトエル 代表社員，日本薬科大学客員教授
鈴木信行　患医ねっと代表
有田悦子　北里大学薬学部　薬学教育研究センター医療心理学部門　准教授

第1章

患者参加型医療とは?

岩堀 禎廣

「患者参加型医療」とは何でしょうか？
それは，患者自身がチーム医療に参加している状態を意味しています。
では，「チーム医療」とは何でしょうか？
それは，1人の患者に対し，医療に携わる様々な職種のメディカルスタッフ（医師，薬剤師，看護師，理学療法士など）が，それぞれの専門スキルを活かし，入院・外来患者の病状の回復，生活の質の維持・向上，心身の総合的なケアを目指し，協力して治療やケアにあたることを言います。
患者がチーム医療に参加するとき，患者はどのような役割を担うのでしょうか？
チーム医療の中で患者に求められる役割は，他の医療者同様に"専門家"としての立場です。すなわち，かつての「自身の病気の治療をすべて医師に任せる受動的な立場」から「病気と闘う当事者・チーム医療の一員として主体的に治療に関わる立場」へと変化することが求められます。
かつて医療の中心は，患者ではなく医療者でした。医療者は患者が自身の治療に口出しすることを良しとせず，あくまでも患者は医療者の指示を忠実に実行する存在だったのです。しかし，そのような状態は，患者の意向を無視し，患者に無理を強いた治療が行われるなどの様々な問題を生み出しました。
どのような患者であっても，医師の細やかで親切な対応や病状に関する的確な情報提供を求める気持ちというのは，いつの時代も変わりなく持っているものです。
そのため，これまでの「医療者中心の医療」への反省をふまえ，「もっと患者

に配慮していこう」といった考え方から,「患者中心の医療」は発展してきました。現在の日本の医療現場では,この「患者中心の医療」のように,患者本人やその家族の意思・意向を尊重するという医療スタイルが一般的になりつつあります。

　これと同時期に,上記に述べた「チーム医療」,すなわち医療専門職が連携して治療にあたろうという「多職種混ざり合い」の考え方が広まってきました。このようなチーム医療の考え方自体はかなり以前から存在していましたが,日本の医療業界ではあまり一般化されていませんでした。一般化しなかったということは,それまでの日本の医療業界にとって,チーム医療の考え方がそれほど画期的であったということなのかもしれません。そのため,しばらくの間は,医師・薬剤師・看護師・理学療法士などの各医療専門職が,役割分担の名のもとに,それぞれの領域の範囲内で独立して患者に接していたのです。

　しかし,ここ数年の間に多職種の連携が一般化し,病院や地域などの場でチーム医療に関する医療勉強会が盛んに行われるようになってきました。

◤「患者が医療の中心でありながら置き去りにされる」現象とは？

　「患者中心の医療」と「チーム医療」。この2つの考え方はそれぞれとても意味のあるものです。しかしながら,それらが同時期に生まれ,医療者側の新しい基本姿勢として成長・浸透していくなかで,「患者が医療の中心でありながら置き去りにされる」という思わぬ問題が生じてきました。

　なぜ,そのような問題が生じたのでしょうか？

　その原因は,「チーム医療」の中に,本当の意味で患者が参加できていないことにあるのではないでしょうか。

　その例として,チーム医療に関する勉強会が挙げられます。このような勉強会は日本各地で行われています。そして,そこに集う医療者全員が,患者のことを中心にチーム医療について考えます。しかし,いくら医療者が患者の治療法などについて話そうとも,その場には患者本人は実際にはいません。その場

― 患者参加型医療とは？

にいないということは，患者は意見を求められることもありません。つまり，その場にいる医療者は自分たちの"推測で"患者の意向を考え，それをチーム医療の運営に反映させているのです。

　これがどういうことか，クリスマスプレゼントの具体例に置き換えて考えてみます。

> 　ある女性が，彼氏にクリスマスプレゼントをあげたいと考えていました。せっかくなら彼氏が一番喜ぶものをプレゼントしたいと思って，何を渡したらいいのか一生懸命考えました。
> 　一番良いプレゼントを選ぶための方法は，色々あるでしょう。例えば，彼氏の友人に彼氏が欲しがっているものを聞くという方法があります。他にも，一般的に彼氏と同年代の男性が欲しがっているものの中から選ぶ，彼氏をよく観察して「きっとこれが欲しいだろうな」と思うものを選ぶ，等々，たくさんの方法が考えられます。
> 　これらのような方法を試してみた結果，「きっと，欲しいのはこれだろう」というものを選んで，彼女はプレゼントを買いました。
> 　そしてクリスマス当日。彼氏にプレゼントを渡してみると，最初は少し戸惑ったような反応でしたが，プレゼントは受け取ってくれました。しかし，思っていたよりも嬉しそうではありません。
> 　実は，彼氏が本当に欲しいものではなかったのです。でも，せっかく彼女が一生懸命考えて選んでくれたものなので，「これ，いらない」と言うことは，彼氏には到底できませんでした。
> 　結局，彼氏はモヤモヤしたまま，そして彼女は，そのプレゼントが彼氏の欲しいものではなかったということに気が付かないまま，クリスマスが終わってしまいました。

　この例の中で問題だったのは，どこだかお分かりでしょうか？
　もし彼女が「彼氏と一緒に買いに行く」という方法をとっていれば，彼氏が

第1章

本当に喜ぶプレゼントを選ぶことができたでしょう。彼女は，彼氏が欲しいものを一生懸命考え，彼氏の欲しいものは分かっている"つもり"でいましたが，それはあくまでも"つもり"であって，推測の域を出ませんでした。だから，彼氏の本当に欲しかったものが分からず，彼氏にとってはモヤモヤする結果に終わってしまったのです。

このような状況は，これまでの医療で，患者"非"参加型医療で行われてきたことと同じなのです。この例を，「彼女＝医療者」「彼氏＝患者」「クリスマスプレゼント＝治療」に置き換えて考えてみればお分かりでしょう。すなわち，医療者は推測で患者の求めているものを考えていましたが，患者が本当に求めているものが分からないまま，治療を進めていたということです。

このように，真の意味での患者の意向を知らないまま多職種の医療者連携が一般化した結果，本来チームの中心にいるはずでありながら，皮肉なことに，その話し合いの場にいない患者だけが，仲間はずれになってしまうという状況が引き起こされました。これは，患者の意見や希望が，実際には治療方針に反映されないという事実を意味しています。

実は，こうした問題は今に始まったことではなく，かつて「医療者が中心」であった時代からそうであったとも言えます。これまでは医療者側が連携するケースが少なく，患者と医療者が1対1であるケースが多かったために情報は共有されず，先に述べたような問題はそれほど表面化しなかったのです。

しかしながら，現状として，これでは「患者参加型医療」と「医療者中心医療」は，名称こそ違えど，その実，内容は何も変わらないということにもなりかねません。

こうした問題を解消するために，当事者である患者自身も本当の意味でチーム医療に参加し，意見や希望を言える医療環境づくりを行っていくことが重要だと言えるでしょう。

そのためには，患者が積極的に医療行為の意思決定に参加していく必要があります。

患者参加型医療における患者の役割

患者参加型医療では，患者は専門家としてチーム医療に参加します。

チーム医療の中の患者の立場は，「自分の病気の専門家」であると言えるでしょう。しかし，ここで「患者が『自分の病気の専門家』として医療に参加する」と聞くと，医療側は次のようにイメージしてしまうことがあります。それは「自分の病気の専門家になる」＝「ミニ医療者になる」というイメージです。

患者が医療に参加するということは，ただ単に「医療に口を出す」ということではありません。患者が医療者の言うことを聞かず，うるさく口を出すクレーマーになることでもありません。さらには，「インターネットなどで自分の病気について調べ，少し医療をかじった程度の知識で，色々言う患者」になることでもありません。

これらはどれも，一般的に医療者が持ってしまいがちな「患者参加」に対するイメージです。

確かに，そのようなイメージはあるかもしれません。しかしながら，患者参加型医療で求められる患者の専門性とは，医学情報や医学的知識を学んでミニ医者やミニ薬剤師などの「ミニ医療者」になることではありません。もっと，「患者本来の専門性」を発揮して，医療チームに加わることを指します。

患者本来の専門性は大きく分けて2つあります。
① 自己管理の専門家となること。
② 自己観察の専門家となること。

この2点について詳しく見てみましょう。

まず，1つ目の「自己管理の専門家」としての役割とは何でしょうか？

それは患者が「自分自身のマネージャー」として，自分の生活を管理するということです。具体的には，きちんと寝る，きちんと食べる，きちんと運動するなどの規則正しい生活，また，きちんと薬を飲む，きちんと通院するなど，規定された治療行動を患者本人が実行することです。

第1章

　次に,「自己観察の専門家」としての役割とはどのようなものでしょうか？
　それは自分が定められた治療行為をどの程度行っているのか正確に把握し,伝えることを指します。つまり,医師や薬剤師などチーム医療のメンバーが提供する治療や投薬が上手くいっているのかどうかをチームのメンバーにきちんと報告・フィードバックすることです。メンバーである医療者が治療や投薬の効果をきちんと把握できない場合,効果の薄い治療法が継続されたり,改善するべきポイントを見誤ったりすることがあります。効果が期待できないままに治療・投薬を続けることに意味はありませんし,患者本人にとっても回復の目処が見えないことは非常にストレスになります。そういった事態を防ぐために患者自らが報告,提案役となることが重要なのです。

◤「患者が医療の中心でありながら置き去りにされる」現象の具体例

　ここまで,患者参加型医療の概念について説明してきました。しかし実際のところ,日本の医療現場は患者参加型と呼ぶには程遠い現状にあります。この状況を,ヘアサロンでの事例に置き換えて説明してみます。

> 　サロンを訪問したあなたは,受付で「今日はいかがされますか？」と聞かれました。
> 　あなたにはずっと憧れていた髪型があり,そのためにこの日まで長い年月をかけて,自慢の黒髪を伸ばしてきたのです。
> 「カットをお願いします。」
> 　あなたは,そう答えました。
> 　鏡の前に通され,やがてチーフ美容師がやってきて挨拶をしました。
> 「今日はどのようなヘアスタイルにされますか？」
> 　あなたは期待に胸を膨らませ,「ストレートな黒髪を活かしたボブスタイルにしたいです。」
> 「似合いますかねぇ…」なんて小声で言いながら。

「そうですね…」とカットの相談が始まるかと思いきや，美容師はあなたの髪質をじっくりと観察し始めました。この間，あなたはずっと待ちぼうけ。何のコメントももらえません。

　そして美容師は奥のスペースへと移動し，あらゆる職種のスタッフとミーティングを始めました。ここは南青山の一流サロン。

　スタッフにはスタイリストやカラーコーディネーター，メイクアップ担当など，様々なスペシャリストがそろっています。聞こえてくる会話の内容から，自分のことを話し合っているであろうことは分かります。でも，あなたはその間，鏡の前でひとりぽつんと待たされているだけです。

　そして，やっと戻ってきた美容師は自信に満ち溢れた表情で，「髪を明るく染めてパーマをかけ，短くカットしてアフロヘアにしましょう！これが一番お似合いになるスタイルです！」と。

　「アフロ…？憧れ続けてきたボブは…？」

　「パーマ…？ストレートヘアは…？」

　「髪を明るく…？大切な黒髪を…？」

　「一番似合うヘアスタイルがアフロヘア…？」

　あなたの頭の中には様々な？？が浮かんでくることでしょう。

　「そもそもこの人は私の言葉を聞いていてくれたのだろうか…？」そんな不信感まで生まれてきそうです。

　「一番似合うヘアスタイルです！」「アフロヘアにしましょう！」と宣言され，言い切られています。選択の余地はありません。

　それぞれのスペシャリストたちがあなたの髪質，肌の色，顔立ちやプロポーションをすべて考慮し，あなたの個性を最良に活かすヘアスタイルを導き出したというのです。

　さて，あなたならこの髪型を選ぶでしょうか？

　左脳で理論的に考えた場合，この決定に全く問題はないでしょう。理屈上では，あなたがアフロを選択しない理由は見つかりません。しかし，あなたはショックを受けています。なぜなら，あなたには仕事や家庭の様々な事情

第1章

> もありますし，そしてなによりも長年憧れてきたスタイルを実現したいという強い想いと期待があり，この日のためにずっと頑張ってきたのですから。
> 　アフロヘアなのか，黒髪のストレートボブなのか！　それはもう，あなたの生き方にも関わる問題だとも言えることなのです。

　このヘアサロンと同じような出来事が，日々医療の現場では，現実に起こっています。パーマやアフロを，開腹手術，抗がん剤治療，遠い地方の専門病院への即日入院の勧めなどに置き換えて考えてみてください。

　患者やその家族の意思や希望を無視し，声に耳を貸さず，聞き入れられない治療。
　治療を拒否する患者。

　何か違いがあるのでしょうか。そのような患者は医師の提示した治療方法を受け入れない「問題のある患者」となってしまうのでしょうか？

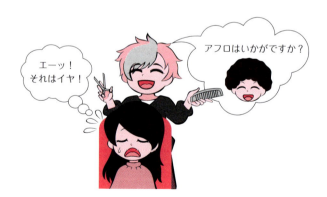

　この例でお客さんがアフロヘアを受け入れられなかったのと同じように，患者が治療の提案を受け入れられない理由として，次の3つが考えられます。

①希望との不一致

　本人が自覚しているかいないかは別として，人は誰もが望ましい未来の自己イメージを持っているものです。だから，そのイメージに合わない方向性を強制的に提示されると抵抗を感じ，「自分の思うようにしたい」という気持ちが無意識に働くのです。

　ヘアサロンでの例で言えば，自分の望んでいる髪型と全く違う髪型を強制されたら，戸惑い，嫌な気持ちがするでしょう。もし「勧められた髪型でも良いかな」と思えるのなら，その勧められた髪型も，自分の望んでいる未来の自己イメージに近かったから受け入れられるのです。

　人間とは，本能的に自分の心，自分の意思に従ってしまう生き物なのです。

②選択の自由の欠如

　ヘアサロンの例では，選択の自由が全くありません。「アフロヘアにしましょう！これが一番似合うヘアスタイルです！」と最初から言い切られてしまっています。自分には他に希望のヘアスタイルがあり，それを伝えたのにも関わらず，です。これでは，いくら「アフロヘアが一番似合う理由」を延々と説明されようと，「アフロヘアにしたい」とはなかなか思えないでしょう。理論上は本当にアフロヘアが一番似合っていたとしても，あなたの中には何かモヤモヤした，納得がいかないという思いが残ってしまうのではないでしょうか。

　これを医療現場での現象に置き換えて考えてみます。

　ある治療に際し，医師は「やはり開腹手術が最善だ」と提案し，患者も治療方針について一応の納得をしたとします。しかし，患者がひとまず治療方針について納得はしたとしても，手術の実施には難色を示し，はっきりとした同意に至らないケースも多々あります。このような場合，患者は様々な選択肢を思い描いて悩んでいるものですが，その内容は医療者側にとっては予想外のものも多々あります。

　例えば，いつ，どんな形で手術を受けるか。自分で執刀医を選べないのか。長期入院が必要なら実家に近い病院を探して転院したいなどの事情もあるかも

第1章

しれません。あるいは，そもそも手術を受けたくない，と思っているのかもしれません。その理由は様々で，手術の予定日に友人の結婚式や大事な仕事の予定があるのかもしれません。さらには，驚くことに，楽しみにしているテレビ番組を見逃したくないなどという理由さえあったりします。

　自分が納得して選択することは健康状態にも影響を与えることが分かっており，次のような実験で裏付けされています。患者は，様々な選択肢の中から「自分が納得できる形」を選びたいものなのです。

> 米国コネチカットの高齢者住宅で，実験的な試みが行われました。
>
> 　1階の住人には，こんな提案を行いました。
>
> 「私たちスタッフが，みなさんのお世話をします。花壇にお花を植え，木曜日と金曜日には映画会を開催します。みなさんのお手伝いはなんでもいたします。」
>
> 　2階の住人には，こんな提案を行いました。
>
> 「私たちスタッフが，みなさんのお世話をします。花壇にお花を植えようと思いますが，どんな花がよいかは皆さんで決めてください。花は自分たちで植えますか？　私たちスタッフが植えたほうがいいですか？　映画は見たいですか？　映画会を開催したい場合には，何曜日の実施がよいかも，皆さんで決めてください。」
>
> 　結果的には1階にも2階にも全く同じサービスを提供したことになりますが，半年後の住人の健康状態には大きな開きが出たことが分かりました。

> どちらが良好だったか？　もちろん，2階の住人の健康状態が際立って良好だったそうです。
>
> 　人が自分の心を自分でコントロールすることは重要であり，その後の幸福度や健康度に大きな違いが出ることが分かりました。
>
> 　私たちは，些細なことから難しい大きなことまで，日々，瞬間瞬間，常に選択をしているのです。
>
> 選択は，今日の自分を明日なりたい自分へと，導く唯一の力。
> 人生があなたから決して奪えないものがあります。
> それこそが，選択の力なのです。
> ーシーナ・アイエンガー教授ー

③医学生物学的理由への偏り

　医学生物学的理由への偏りというのは，前述のヘアサロンの例で言うと，このセリフで表されるでしょう。

　「それぞれのスペシャリストたちがあなたの髪質，肌の色，顔立ちやプロポーションをすべて考慮し，あなたの個性を最良に活かすヘアスタイルを導き出したと言うのです。」

　このような専門的なことだけを理由にアフロヘアを勧められたことで，「そもそもこの人は私の言葉を聞いていてくれたのだろうか…？」という不信感が生まれてしまっています。

　医療者と患者のコミュニケーションには，大きく分けて2種類の会話が存在しています。1つ目は今お話ししたような専門的な会話，すなわち医学生物学的な会話です。2つ目に心理社会学的な会話があります。

　前者の医学生物学的な会話とは，病気についての説明や，薬・治療のことなどについての会話です。ただ，患者は病気についての知識や専門的な言葉につ

いては知らないことが多いため,「会話」というよりは医療者からの「一方的な説明」になることがほとんどです。

　後者の心理社会学的な会話とは，いわゆる日常会話です。私たちが普段，友人や知り合いに会ったときにするような会話のことを言います。例えば,「そういえば，先月，話していた娘さんの結婚式はどうでしたか？」「この前会ったとき，○○に旅行に行くと話していましたよね！どうでしたか？」等々。あるいは,「治療や手術に関して何か悩みや不安はないか」「どんな気持ちで過ごしているか」など,情緒的なことに関する会話も心理社会学的な会話に含まれます。

　これら2種類の会話のうち，ほとんどの場合で実際に行われているのは，1つ目の医学生物学的な会話なのです。多くの医療者は，患者に対して病気や治療に関する正しい説明をすることが最も重要なことだと考えているため，心理社会学的な会話を軽視しがちです。仮に心理社会学的な会話をしたとしても，次に患者に会うときには覚えていないことがほとんどでしょう。しかし本当は，このような日常的な会話からこそ受け取れる情報がたくさんあるのです。例えば,「患者がどういう仕事をしていて，どのような生活を送っているのか」「将来は何をしたいか，どうなりたいか」などです。このような情報を知ることによって，患者1人ひとりに合った治療法・治療計画を立てることができますし，また，このような会話の積み重ねが，医療者と患者の信頼関係の構築につながります。

　①から③が改善されないかぎり，患者は医療者側の提案に全面的に同意することはできないものです。患者本人の性格によって多少の違いはありますが，「病気である」という状態では,ただでさえ患者に多くのストレスがかかっています。それに加えて治療法についても納得ができないとなると，より多くのストレスがかかってしまうことになります。

　そのため，治療法に関するできるだけ多くの選択肢の中から，患者が「自身の意思で選択し，決断した」と納得するためには，患者自身が思い描く自己イメージや将来への希望が治療過程において選択肢として提示され，心理面にも

社会的立場にも配慮した形で提案が行われたというプロセスが必要になるのです。人間とは，このような「納得する」という作業を心理的に必要とするものなのです。

　このような条件が満たされない状態で患者が治療方針に同意した場合，その治療プロセスは最初からスムーズにいかない可能性が高いでしょう。自分で選択していない，やらされているという感情が抜けきれなくなってしまうためです。

　本当の意味での患者参加型の医療とは，こうした問題を解決する手助けとなる考え方なのです。

第2章

なぜ，患者は薬を飲まないのか？

岩堀 禎廣

■ コンコーダンス・モデルに出会ったきっかけ

　患者参加型医療の概念は，「コンコーダンス・モデル」から派生したものです。私が最初にコンコーダンス・モデルに出会ったのは2004年のことでした。そのとき，私はFIPと呼ばれる国際薬剤師・薬学連合の世界会議の場にいました。その会議の中で，私は「医療者と患者の共同セッション」という議題に参加しました。このときのテーマが「なぜ，患者は薬を飲まないのか？」というものであり，「コンコーダンス・モデル」の提案だったのです。

　その後，各国ではこれをきっかけにコンコーダンス・モデルでの服薬指導が一般化していくこととなりました。後に私は，世界で唯一コンコーダンス・モデルを解説した訳書『なぜ，患者は薬を飲まないのか？』を出版することができましたが，私の力不足のためか，残念なことにその患者参加型医療の概念は，日本では全く広まりませんでした。

　まず，コンコーダンス・モデルについて簡単に説明します。

■ コンコーダンス・モデルとは？

　コンコーダンス（Concordance）とは，英語で「一致，調和」を意味します。
　医療現場での医療者と患者間におけるコンコーダンスとは，簡単に言うと「患者と医療者が同じチームの一員となり，治療に関する様々な問題に対し，互いに協力，情報交換，意見を尊重し，薬物治療方針を決めていく」ことを意味します。
　1993年に英国より始まった，主として薬物治療・服薬に関する考え方です。

第2章

■ コンコーダンス・モデルのポイント

- 患者の治療に対する考えが医療者の治療提案に一致すること。おおよその理解、承諾ではなく納得したうえで受け入れることが重要。
- 医療者・患者に対して以下のような偏った考え方を持たないこと。
  医療者＝客観的で熟達した知識を持ち合理的である。
  患者＝主観的で感情的、無知であり不合理である。
- 患者、医療者が各々の反対意見を認め合う＝互いを尊重することを基盤とする。

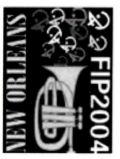

FIP ニューオリンズ

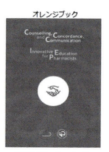

IPSFとFIPが共同開発した薬剤師教育プログラム

IPSF：国際薬学生連盟

FIP：国際薬剤師連合

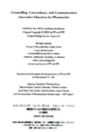
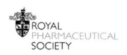

1995年
スコットランドの首都エジンバラ
医薬品の適正使用に関する会議でのこと‥

英国の王立薬剤師会がMerck社の協力で行った調査結果‥
服薬コンプライアンスが悪い‥‥
いったい、「患者はなぜ、薬を飲まないのか‥‥」

英国王立薬剤師会

コンコーダンス・モデルが提唱されるようになった背景

　医療業界で「なぜ，患者は薬を飲まないのか？」というテーマが論じられ，コンコーダンス・モデルが提唱されることになった背景には，英国の王立薬剤師会の研究がありました。そのきっかけは，スコットランドで行われた調査の結果，処方された薬の多くが実際には服用されていない事実が判明したことでした。

　処方された薬で実際には服用されなかったものを「残薬」と言います。残薬に関する調査において，3分の1の患者が「残薬がある」と答えたという結果もあります。また，薬を飲み忘れた経験を尋ねた調査では，4割程度が「飲み忘れた経験がある」と答えています。

　これらの調査は患者が自覚している残薬のみをカウントしていたり，患者が正直に回答しているかどうかは不明であったりと，正確なデータを反映していない可能性もありますが，これらの調査結果から，「残薬となる割合は3分の1」だと述べられる場合があります。

　その他にも，高齢者を対象とした調査結果では，残薬の総計は400億円と推定されている場合もあります。

　例えば，**1**つ目のグラフをご覧いただくと分かるように，高血圧治療の薬である降圧剤を処方された患者の服薬率は4，5年後には約半分に，高脂血症の薬の場合は1年後には約3分の1になります。この傾向は世界各国で共通しています。

　さらに，日本国内のみの調査によると，処方された薬を最初から全く服用しない人が3分の1程度存在します。**2**つ目のグラフの赤色の部分，すなわち処方された分量を残薬なく正しく服用する人は全体の3分の1程度に過ぎません。

　なぜ，そのような状況になってしまうのでしょうか？　薬の副作用への知識のなさや，恐れ，薬剤師，患者間のコミュニケーション不足などが，これらの結果に加担していると言えるのではないでしょうか。

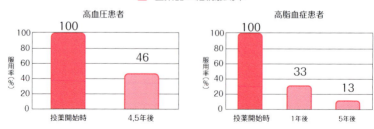

1 医薬品の継続服用率

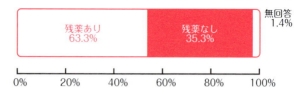

2 医薬品の継続服用率 (参考データ)
服薬コンプライアンスとその改善に対する薬剤師の関与についての実態調査（2002年）

◤ 捨てられている薬剤費

　日本では，処方された薬の3分の2が指示どおりに服用されていないことになります。全国の調剤薬局の薬剤費の総計は5兆2444億円です（平成25年度）。これは，5兆2444億円のうち，適切に使われた薬は約1兆7500億円分しかないことを意味します。つまり，約3兆5000億円分の薬は全く使用されていないか，あるいは不適切に使用されたかもしれないのです。薬剤費の7割以上は税金から支出されています。つまり，低く見積もっても2兆4500億円分の税金が無駄になっていると言えます。

　残薬は，基本的には回収できません。福岡市などでは残薬を回収して再利用する試みが始まっていますが，全国規模ではまだ一般的ではありません。残薬の多くはゴミ箱行きとなります。つまり，少なくとも2兆4500億円分の税金がゴミ箱行きとなるのです。これは，2兆4500億円あるいは約3兆5000億円という金額の利益を，これら残薬によって製薬企業が得たということでもあるのです。使用されていない薬で税金が無駄になり，製薬企業が利益を得ている

と考えると，どうして薬が正しく服用されないのか，どうしたら正しく服用されるのか，無駄にならない方法を真剣に考えなくてはいけないと思いませんか？

また，薬が正しく使用されていれば治癒したはずの病気が，不適切な使用のために悪化したり，長引いたりしたケースはどれほどあるのでしょうか。さらに，悪化したり，長引いた症状のために使われたりした薬剤費はどれほどの金額になるでしょうか。想像してみてください。

服薬指導の重要性

患者が「薬を正しく飲もう」と考えるか，あるいは「薬は飲まない」と決めてしまうか。それには，実は服薬指導がきちんとできているかが深く関わっています。言い換えると，薬剤師とのコミュニケーションが良好であるかどうかにも大きく影響されているのです。そのため，薬剤師の最も重要な役割は，患者との間に良好な信頼関係を構築することだと言えます。患者が薬剤師のアドバイスを信頼できず，服薬の意味と効果を理解できなければ，処方された薬の3分の2はゴミ箱行きとなってしまいます。きちんと正確に，ミスなく調剤したにも関わらず，病気の治癒が遅れることになるのです。

患者は，薬を飲みたくない

そもそもなぜ，患者は薬を飲まないのでしょうか？　この理由について，私たち医療者は大きな勘違いをしています。基本的には，患者は薬を飲みたくないのです。それは感情的な理由だけでなく，副作用などへの心配も含みます。そして結果的に，服薬量を自己調節したり，全く飲まなかったりするのです。医療者側は，「患者は薬を処方されたら必ず飲むはずだ」と考えているものですが，それは大きな勘違いなのです。

医療者は「患者は，薬の効果をきちんと理解すればきちんと服薬するはずだ。だから，きちんと服薬指導をするのだ」と考えます。しかし，それはコツコツと受験勉強をし，コツコツと勉強して国家試験をクリアしてきたタイプの人の

典型的な思考と言えます。

　実際，一般の人々の多くは「頭では分かっている。でも，私はやらなくてもいいかな」と結論を出すことが多いのです。まずは，医療者側がこのズレを認識する必要があります。

　医療者は，「必要なら…××する」「そうするべきなら…××する」「理解しているなら…××する」と考えます。しかし，一般の人々は，理解をしても実行するとは限りません。一部の人々を除き，薬が必要だと分かっていても飲まないのです。実際に，多くの人々が体に悪いことを理解していても煙草をやめませんし，添加物たっぷりだと知っていてもスナック菓子を食べます。なにかと理由をつけて，お酒も飲みます。その理由は，「吸いたいから」「食べたいから」「飲みたいから」です。

　なぜ，こうなるのでしょうか？　それは，人間の脳がそのようにできているからです。人間は，したくないことはできないようになっているのです。多くの患者にとっては，「治したい」ということと「薬を飲む」ということは別問題なのです。要するに，「治したいけれど，薬は飲みたくない」というのが，患者の本音なのです。

　このような行動を取っているときに，人は同時に，ある種のストレスが働いています。そのストレスを「認知的不協和」と言います。

　例えば，お酒の後のラーメン，夜更かししてゲーム，ダイエット中のケーキ，タバコ，お酒など，数えあげるときりがないくらいたくさんありそうです。

　このことを病気の治療に当てはめると「患者は薬を飲みたくない」，「飲まないと良くならないとは分かってはいるけど，飲みたくない」となるのです。

　「そんなバカな！！　薬を飲まなければ治るわけがないだろう！」と思うかもしれません。しかし，これは事実なのです。上記に挙げたような「認知的不協和」的な行動を考えると納得できるのではないでしょうか。

　国民的歌手，植木等さんの歌「スーダラ節」にもあるように，「わかっちゃいるけどやめられねぇ～♪すいすいす～だらだった♪……」。実に幸せそうです。人間とはそういう生き物なのかもしれません。

―― なぜ，患者は薬を飲まないのか？

◤ できれば，薬を飲まずに治したい

「患者がなかなか薬を飲んでくれない。」

このような経験を重ねた医療者は，患者の多くが協力的とは限らないことを知っています。でも，それだけでは患者が薬を飲まない理由として不十分です。先にも述べましたが，多くの医療者は「患者は薬を飲みたがっている」と誤解しています。はっきり言って，これは医療者の勘違いです。もっとはっきり言えば，「患者は薬を必要としているが，飲みたくはない」のです。重要だから，再度繰り返します。

「患者は，薬を飲みたくない」

この事実を医療者に伝えると，多くの場合「いやいや，患者は薬を飲みたがっている」と反論されます。しかし，何度も繰り返しますが，それは勘違いです。

なぜ，医療者はこのような誤った結論に至るのでしょうか？ それは患者の心理に関して「患者は病気を治したいから受診している。だから薬を飲みたいはずだ」という誤った仮定に基づいて考えているからです。

ごく一部の患者には，この仮定が成り立ちます。ある特殊な層の人々で，患者が医療者や大学教授である場合です。彼らは自分たちの常識を他の患者に当てはめて「薬を飲みたいはずだ」と単純に考えているだけです。

実は，医学について知識を持たない患者にとっては，「薬は，病気と同じくらい怖い」ものです。だから，「できれば，薬を飲まずに治したい」というのが本音なのです。

風邪の症状の多くは，薬を飲まなくても治ることは事実です。一般的に，世の中の多くの人々には，「寝て治した」「栄養ドリンクが効いた」「自然と治った」などの経験があるものです。患者の多くにもこのような経験があり，病気に対する自己流の考え方を持っているものです。

要するに「薬を飲んで病気を治す」という考え方は，ある程度病態や薬についての知識を持つ医療者に特有の考え方であるということです。

第2章

🔖 医療者は特別な場合を除いて，患者に薬を飲ませることはできない

　薬剤師は，入院中の患者には強制的に服薬させることができますが，退院して自宅に戻った患者に強制的に服薬させることは不可能です。入院中ですら，ドラマや映画などで患者が「薬を飲んだふりをして患者が医療者の目を盗んで薬を吐き出す」というような場面を見たことはないでしょうか？

　薬を飲む意思がない人に服薬させることは不可能です。

　それでは，薬を飲んでもらうためには，どうしたらいいのでしょうか？

　そのためには，「患者が治療方針を理解し，医療者と共に治療に対する意識を共有し，チームの一員として服薬に協力する」というプロセスが必要になってきます。しかし，これまで医療者側が患者に協力を求めたことはありませんでした。なぜなら，医療者は「患者は治療のために薬を進んで飲むものだ」と考えていたからです。このように考えていた私たち医療者にとっては「不都合な真実」とも言えますが，患者は薬を飲みたくないものなのです。ですから，意識的あるいは無意識的に，様々な手法を用いて薬を飲むことに抵抗します。子育てを経験した方なら，子どもが薬を嫌がる状態を思い出していただければ理解しやすいかと思います。「協力すべきだ」と頭では分かっていても，協力したくないのです。

　少し話が横道にそれますが，先ほどから「患者は医療者に協力したくないものなのだ」と繰り返しているため，もしかしたら皆さんは「患者はわざと薬を飲まないのだ」と私が主張しているように思われるかもしれません。もしそうであれば，皆さんの中には「患者は，単純に薬を飲み忘れることもあるのでは？」という疑問を抱く人がいるかもしれません。確かに，その通りです。単純な飲み忘れはもちろんあります。

　患者が意識的に薬を飲まないでいるような自己調節的な部分もありますし，単純に飲み忘れてしまう無意識的な行動もあります。ここでお伝えしているのは，患者が意識していようがいまいが，「なぜ飲み忘れるのか？」ということについてです。

なぜ，飲み忘れが起こるのでしょうか？　実は，その理由も「飲みたくないから」なのです。先ほど「意識的あるいは無意識的に，様々な手法を用いて，飲むことに抵抗する」と述べましたが，無意識的な抵抗とは，「飲まない，という行動をしたい」といった深層心理からの行動だと表現してもよいかもしれません。その意味では，患者は自分のしたいことを優先しているだけだ，という言い方もできるかもしれません。結果的に，飲んだり，飲み忘れたりするような状態は，医療者には理解しにくく，非合理的な行動に見えます。しかし，これは患者にとってはとても合理的な行動だと言えます。

　患者には2つの相反する気持ちが内在しています。一方では「治したい」。もう一方では「薬を飲みたくない」。この2つの相反するジレンマが共存し，バランスの取れた意識状態が行動に現れた結果，「飲んだり，飲まなかったり」するのです。

患者の協力なしに薬を飲ませることはできない

　患者自身が自らの治療に協力しなければ，患者は薬を飲むことができません。患者が薬を飲まなければ，治療は進みません。治療を進めるためには，患者自身の協力が必要です。

　でも，患者は薬を飲みたくありません。つまり，医療者側にとって，患者とは基本的に非協力的な存在なのです。しかし，患者の協力がなければ，薬が適切に使用されることはありません。その結果として，先に説明した多額の無駄につながっているのが現状なのです。こうした状態は何年も続いています。

　この状況を脱却するためには，患者参加型医療の考え方，すなわち，この章で最初にご紹介した「**コンコーダンス・モデル**」の考え方が重要になります。これまでに無駄に消えていったお金を有効に使うことができたら，多くの命を救うことができ，各種の医療問題を解決することができたかもしれません。

コンコーダンス・モデルの前提

　コンコーダンス・モデルにはいくつかの前提が存在します。この前提は，実

のところ，コンコーダンス・モデルだけではなく，医療をはじめとする，あらゆる「人と人との接点」にも存在しています。しかし，この前提があまりにも本質的であるがゆえに，もしかすると，抵抗感や違和感を持つ方もいるかもしれません。

コンコーダンス・モデルは，次の4つの点を前提としています。

①そもそも，最初は，医療者と患者の意見は一致していない。

　医療者と患者は，それぞれに異なる考えを診察室に持ち込みます。そのため，双方の意見は最初から一致していないことを前提とするのが得策です。「医療者と患者との関係は，文化も背景も，人種も言語も異なる人間同士が異文化コミュニケーションを行うようなものだ」と考えることが妥当です。そのため，「この程度のことは，詳しく話さなくても相手は分かっているだろう」という前提は互いに通用しにくい関係と言えます。

　患者は自分の身に起こっている病状，メカニズムも，それに対し必要な医療知識も持ってはいないのです。そのため，医学的な根拠に基づいて治療法を考える医療者からすると，患者はしばしば非合理的な意見を有していることがあり，意見が食い違ってしまうのです。

②患者は自己管理・自己観察の専門家である。

　医療者側が「患者は専門家である」という認識を持つことで，治療に対する患者の意思決定プロセスへの参加を容易にします。さらに，患者自身が「自分は医療チームの一員である」といった自覚を持った後の意思決定のプロセス，すなわち医療者と今後の治療方針などを「相談して一緒に決める」というプロセスを効果的に進行することにも役立ちます。効果的に進行することができるということは，患者が治療に対し協力的になり，治療効果が上がる可能性が高くなるということです。

> 　患者が意思決定をするまでのプロセスには様々なパターンが考えられますが，代表的な3つの例を紹介しておきます。医師と患者が向き合った診察室で，医師は「手術をするべきだ」と考え，患者は「手術は嫌だ」と考えているシーンを想定します。
> 　医師が患者の意思決定に役立つ情報をきちんと提示し，「では次までに，どんな意思決定をするか，決めてきてください」という提案に患者が納得するプロセスを「インフォームド・ディシジョン・メイキング」と呼びます。一方，「今この場で意思決定をしてください」と求めることを「インフォームド・コンセント」と呼びます。さらに，情報提供の後で「手術をするか，手術を回避するかを，一緒に相談しながら決めて行きましょう」と求めることを「シェアード・ディシジョン・メイキング」と呼びます。

③患者に薬を飲ませることができるのは基本的に患者本人だけである。

　入院して点滴をするような特別な場面を除いて，医療者は強制的に患者に薬を飲ませることはできません。医療者ができることは，「処方しない」などの方法によって，「飲ませない」ことだけです。患者が薬を家に持ち帰り，その後，きちんと服用するかどうかは患者次第なのです。家族のサポートや働きかけがある程度の役割を果たすことはありますが，基本的には患者本人の協力なしに薬を飲ませることはできません。患者がきちんと薬を飲むことを選択するよう，病状説明や理解を深めるコミュニケーションを取るといった行動が，強く医療者側に求められていると言えます。

④患者と医療者はパートナーとして意思決定を含むすべての治療プロセスを共有する。

　患者と医療者が初めて出会い，治療が終了するときまで，医療者と患者は充分に時間をかけてパートナーとしての関係を構築することが必要です。それが

治療を効果的に実施するために必要だからです。逆に言えば，パートナーとしての関係を上手く構築できなかった場合には，その先に膨大な時間と労力と感情を投入しても，期待したほどの効果は得られないでしょう。当たり前のことではありますが，患者に「この医師は自分に真剣に向き合ってくれているのだ。一緒に病気を治そうとしているのだ」と思ってもらえる治療である必要があるのです。すなわち，患者の心と体に寄り添う治療，そして，そのためのコミュニケーションが必要だと言えるでしょう。

コンコーダンス・モデルの課題

　コンコーダンス・モデルの話を聞いた医療者が，よく口にする意見があります。それは，「患者は，実は医療者にすべてを決めて欲しいと思っている」という意見です。これは事実と言える面もありますが，実はそうではないことがほとんどです。

　医療の現場では，患者からの意思表示がないことを，治療への理解を得られていると医療者が受け取ってしまうことが多々見られます。これがコンコーダンス・モデルにおける現状の課題だと考えます。

　患者からの意思表示がないことと，治療への理解が得られていることはイコールではありません。意思表示がないということは，「大多数の患者はそれぞれに治療に対する希望を持っているものの，それが診察室で明らかにされない」ということを表しているだけなのです。しかし医療者は，「この患者さんは自分の意見を何も言わないから，自分の治療方針に納得してくれているのだ」と勘違いをするのです。

　このように説明をすると，多くの医療者はこう反論します。「何か気になることはありますか？と患者に質問する。すると，たいていの患者は『何もありません』と答えることが常だ。だから，治療方針に納得していると解釈していいはずだ」と。しかし，それは小学生の教室で教師が「花瓶を壊した生徒は手を挙げなさい。先生は怒らないから」と語りかける状況に似ています。「怒らないから」という前提があっても，生徒たちは必ずしも正直に答えるわけではない

ことと同じです。物事に関して，事前に学び，分からないことに対する知識を少しでも得た後から質問する人や，何も分からないゼロから向かう人など，様々なタイプの人がいることと同じかもしれません。医療の現場において医療者が患者と向き合うとき，患者側の沈黙のすべてが，治療への協力的な態度を示しているとは限らないのです。

　一方では，本当に「この先生にすべてお任せしたい」と考える患者がいることも事実です。これはコンコーダンス・モデルでは，医療者と患者が話し合った結果として互いに治療方針に合意したと考えます。これは専門的には，「コンプライアンス・モデルのコンコーダンス」と言います。すなわち，「医療者と患者が話し合った結果，医療者に全面的にお任せするという方針に合意した」という状態です。この章の最後に，コンプライアンス・モデルについても説明します。

　さらに複雑なケースもあります。お互いに歩み寄ろうとするものの，結局は意見がかみ合わず平行線をたどってしまうケースです。これはお互いに「ノン・コンコーダンスにコンコーダンスしている」状態です。医療者と患者が「お互いに意見が違いますね」という意見で一致するような状態です。あなたも私も正しい，という２つの意見があることに納得している状態です。このような場合には，双方の意見を互いに治療に取り入れるよう話し合っていくことが重要です。

　もう１つの課題は，コンコーダンス・モデルの前提である，②「患者は自己管理・自己観察の専門家である」という部分にあります。どういうことなのか説明していきます。

　第１章でも述べましたが，患者の「自己観察の専門家」としての役割とは，「自分が定められた治療行為をどの程度行っているのかを正確に把握し，伝える」ことです。すなわち，医師や薬剤師が提供する治療や投薬が上手くいっているかを，チーム医療のメンバーにきちんと報告・フィードバックすることです。しかし，現実的には患者から必ずしも正確なフィードバックを得られるとは限りません。この点が課題と言えます。

第2章

　これまで説明してきたように，自己判断で薬を飲まない患者は多いですが，その事実を正確に医師に伝える患者は少ないでしょう。実際には薬を飲んでいないのに「飲んでいる」と答えることさえあると思います。

　医師は，患者からのこうした報告をもとに次の治療法を考えます。例えば，降圧剤を処方しているのに血圧が下がらない患者のケースを考えてみましょう。実際には降圧剤を飲んでいないのに「飲んでいる」というフィードバックを得た医師は，「さらに強い薬に変更しよう」「高血圧の原因は○○ではなく○○かもしれない」などと考えます。こうしたことが繰り返されると，本来行われるべき治療とは別の方向へと治療が進んでしまいます。

　患者が医師に本当のことを伝えない場合も多くあります。そのため，実際のところ医師は，患者が本当に薬を飲んでいるのか，きちんと効いているのかは分からないものなのです。しかし，それでは治療が上手く進んでいきません。

　そうならないために，患者は医師が提案した治療法が効いているのか，効いていないのかを，次の診察のときに医師にきちんと伝える必要があります。そうでないと，医師はその治療が上手くいっているのかいないのか，勘違いしたまま，次の治療に進んでしまいます。私自身も，実際に医師の前では「ちゃんと飲んでいます！」と言っていた患者の自宅に行ったときに，薬がわさわさと大量に残っている場面に遭遇したことを数多く経験しています。

▌コンプライアンス，アドヒアランス，コンコーダンス

　ここまでお話ししてきたように，患者参加型医療の概念のもとになっているのは，コンコーダンス・モデルという概念です。コンコーダンス・モデルの概念をより理解してもらえるよう，異なる2つのモデルとして比較してみましょう。コンプライアンス・モデルとアドヒアランス・モデルを。

●コンプライアンス・モデル

　コンプライアンス・モデルは，「医師の指示に従ってきちんと薬を服用するか，医師の指示に従うか」に焦点を当てたモデルです。

――― なぜ，患者は薬を飲まないのか？

　コンプライアンスという言葉は，今や一般常識用語であるかのように世間では使われていますが，そもそもの意味は，どういうものなのでしょうか？
　コンプライアンスとは，「法を順守する，守る」という意味として，一般企業などで使用されています。
　医療におけるコンプライアンスの意味は，ある命令をする側，される側，という関係性が強調されてきます。法をしく側，それを守る側という関係性と言えるでしょう。
　例えば，医療現場においては，患者は医師に処方された薬剤を飲むことが正しく，飲まないことは間違いということになります。指示通りにきちんと服用する患者を「あの患者はコンプライアンスが良い」と表現します。すなわち，それは「良い患者」と同義です。逆に，コンプライアンスが悪い患者は「ノンコンプライアンス＝悪い患者」ということになります。いずれにせよ，指示を出す側である医療者が「悪い」と判断される選択肢はありません。

● アドヒアランス・モデル
　アドヒアランスという用語には，「決まり事を守る」，「ルールを守る」という意味が含まれます。コンプライアンス・モデルが「指示を守りなさい」という，いわば医療者側の上から目線の表現であるのに対し，アドヒアランス・モデルは，患者と医療者は対等である，といった前提から生じています。
　かつて，このモデルは服薬アドヒアランスと呼ばれていました。患者自身が積極的に治療に関わり，薬の効果や副作用に関しても理解したうえで処方を決めることができるということです。この点がコンプライアンス・モデルとの大きな違いです。
　しかし，1日3回食後に服用というルールが設定された場合，患者がそれを守らなければ，やはり「患者は間違っている」という判断がされる点で，コンプライアンス・モデルとあまり変わりありません。そのため，アドヒアランスはコンプライアンスの読み替えに過ぎないと揶揄されることもありますが，アドヒアランスには少なくとも医療者の思いやりや配慮が含まれます。そのため，

第2章

近年ではコンプライアンスという言葉を避け，アドヒアランスという用語を用いる医療者が増えています。ただ，これは「精神病」が「分裂症」に，「痴呆」が「認知症」になった場合と近いニュアンスがあると感じています。つまり，言葉が変わっただけで，本質的な意味は変わっていないということです。

アドヒアランス・モデルでは，医師と患者が相談して治療方針を決めていくことになるので，医師と患者間の信頼関係が治療の効果を左右します。薬の効果や副作用，治療方針に関する説明不足，担当医への不信感など，治療を通して生じる様々な医師・患者間の食い違いがアドヒアランスの低下を招く要因となる可能性があります。

●上記2つのモデルとコンコーダンス・モデルの違い

コンプライアンスとアドヒアランスにおいては，飲んだか，飲まなかったかの結果が強調されます。しかし，コンコーダンスでは，飲んだか，飲まなかったかという結果に関わらず，そこに至るまでのプロセスを重視します。つまり，どのように飲んだか，どのように飲まなかったかを重視します。

コンコーダンス・モデルでは，医療者と患者はそれぞれに正しく，かつ異なっている意見の持ち主であると考えます。例えば，診察室において，医師は「手術をするべき」という正しい考えを持ち込み，患者は「手術は嫌だ」という正しい考えを持ち込みます。投薬台においては，薬剤師は「指示通りに薬を飲むべき」という正しい考えを持ち込み，患者は「飲めるときは飲むが，飲めない時は飲まなくても仕方がない」という正しい考えを持ち込みます。こうした異なる考え方をすり合わせていく意思決定のプロセス全体を，コンコーダンス・モデルと呼びます。

第3章

患者視点のない医療者は生き延びれない

患医ねっと　鈴木 信行

「患者参加型医療」とは，これまでの章で説明してきたように，医師や薬剤師，看護師などの医療者同士のつながりを生かして，より良い医療体制を作っていく「チーム医療」に，患者が主体性を持って参加していくことを意味しています。

私は患者です。医療者ではありません。この章では，患者である私が，どうして患者参加型医療を目指すようになったのかお話しします。

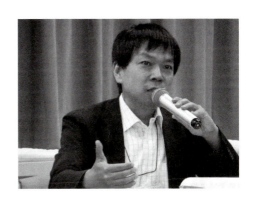

▶ 患者とは？

私は，生まれつきの病気「二分脊椎症」がある身体障がい者です。そして，20歳で「精巣がん」になりました。精巣がんは治りましたが，さらに46歳のときに「甲状腺がん」になりました。今回の甲状腺がんは，もう治る見込みはなく，薬と医療のお世話になる一生を送っています。

こうした「患者」である私は，どのような毎日を送っていると思いますか？

自宅でのんびりとテレビを見ながら，時々病院に行って辛さを医療者へ伝える姿でしょうか？

そもそも治らないがんを抱えているのですから，病院のベッドにいて，抗が

ん剤を投与されて，がんばって治療している姿でしょうか？

　身体障がい者でもあるのですから，体も動かせず，介護の力を借りながら，毎日を懸命に生き抜くためにがんばっている姿でしょうか？

　すべて違います。

　私は，自ら「患医ねっと」や「ペイシェントサロン協会」などの団体を立ち上げ，それらの代表職に就き，多くの仲間と語り合い，笑い合い，生き生きと毎日を過ごしている，ごく普通のおじさんです。

　患者というと，なにか特別な存在になってしまい，普通の生活をしていることを忘れられてしまいがちです。そうではなく，あなたや，あなたのご家族と同じ人間なのです。特筆すべきことがあるとすれば，ごく普通の生活を送りたいけれども，体に普通ではないことが表れてしまって，その影響を受けながら日々過ごしていることだけなのです。

　私の場合で言えば，研修や講演活動を仕事としていますので，仕事として全国各地に行きます。宿泊出張も当たり前にありますし，足に障害があっても1日中立ったままで研修を行うこともあります。お酒の席も好きですし，旅行もドライブも当たり前に楽しんでおり，とても充実した楽しい日々を過ごしています。

患者が目指す「患者参加型医療」とは？

　あなたが夕食の材料を買いにスーパーマーケットに行ったとき，店員があなたに声をかけ，「今日の夕食はカレーにしましょう。はい，お肉。はい，野菜。はい，カレーのルー」と次々にあなたの籠に食材を入れてきたら，どう思いますか？　そもそも，こんなスーパーマーケットはありませんよね。

　患者は，1人の人間です。

　医療者も，1人の人間です。

　患者が体調が悪いと病院へ行ったとき，医療者が患者に声をかけ，「あなたの病気は甲状腺がんです。では，手術しましょう。はい，入院手続きはこれ。はい，手術の説明書はこれ。」と次々にあなたに説明してきたら，どう思うでしょ

うか？

　今の病院の姿はこれなのです。

　何を買いに来たのか，誰と食事をするのか，どのような好みがあるのかを聞かずして，スーパーマーケットの店員はあなたに商品の提案はできません。

　何を希望して病院へ来たのでしょう？　どのような治療の方向性を望んでい

コラム

◎二分脊椎症とは？

　おなかの中の赤ちゃんの背骨の一部がしっかりと育たない，生まれつきの病気の1つ。3000人に1人程度の割合で発症すると言われています。背骨の中の中枢神経に影響を及ぼすのでいくつかの症状を伴う場合が多くみられます。主な症状として，足など下半身の感覚が弱い，バランスよく足が成長しないので歩行が難しい，排せつがうまくできない，などが挙げられます。

◎精巣がんとは？

　精巣にある細胞から発生する腫瘍を，精巣腫瘍（精巣がん）と言います。精巣腫瘍にかかる割合は10万人に1人程度とされ，比較的まれな腫瘍です。20歳代後半から30歳代にかけての若年時期に罹患する方が多いのが特徴です。治療法としては，手術と化学療法が多く選択されます。

◎甲状腺がんとは？

　甲状腺に発症するがんであり，乳頭がん，濾胞がん，髄様がん，未分化がんの4つのタイプがあります。タイプにより，病態や悪性度，治療法が異なります。日本では，乳頭がんが圧倒的に多く，進行が遅く，手術や放射性ヨウ素内用療法による治療が多く選択されます。

第3章

るのか，何ができるのか，逆に何ができないのかなど，様々な聞き取りを医療者がすることで，患者に医療の提案ができるようになるのです。

　そもそも，患者がどのような生き方をしたいのかという人生観があってこそ，医療という道具が役立つのです。その聞き取りもせずに，治療法だけを提示している医療は，本来の姿ではなく，本当のインフォームド・コンセントとは言えません。

　現実に，これまでの患者生活を送る中で，医療者から私の人生観を聞かれた経験はありません。医療者は患者の疾患だけを考え，それに対する治療ガイドラインに即した治療法を提示し，患者はそれを受け入れるだけ…という構図ではなく，まずは患者が自分の人生をどうしたいのかをしっかりと表明することから医療ははじまるべきだと私は考えています。

　医療におけるコントローラーは医師ではありません。

　医療におけるコントローラーは患者本人です。

　例えば，頭痛ひとつを考えても，「明日の会議にどうしても出たいので何とかしてほしい」のか，「根本的な原因がわからないことが不安でしょうがないので徹底的に原因解明をしてほしい」のかで，医療がすべきことは大きく異なります。患者は単に「がするのですが…」と診察室で病状を表明することでしょう。

　しかし，この先にある患者の医療に対する期待は1人ひとりまったく異なります。それを捉えずして，患者のための医療になるのでしょうか？　医療者の満足を得るためだけの医療になっていないでしょうか？

　20歳で精巣がんになった際に感じたことがあります。

　20年以上も前の話ですが，私が大学3年生だったときの冬，あと2週間後に期末試験を控えているときでした。

　そのとき，医療者は有無を言わせずに「病棟のベッドが空いたので，すぐに入院してください」という「指示」をしてきました。留年しないために，期末試験を終えてからの入院では遅いのかということも聞けない雰囲気がありました。医療者からすれば，今すぐに入院できるのかを尋ねただけなのでしょう。でも，そこに患者の人生観や生活スタイルや思いをくみ取る時間や空気感が

あったとは思えません。

「でも，それは 20 年以上も前の話でしょう？」と思われる方もいらっしゃるでしょうか。いや，そんなことはありません。

例えば，病院や薬局で，私の仕事や生活スタイルを聞かれたことはありません。初診時に書き込む問診票も，治療に必要となる設問は並んでいますが，私が人生で大切に思っていることや，行っていることは聞かれもしません。

花粉症で行くクリニックと薬局。症状がどういうものか，どの程度辛いかなどは聞かれますが，それだけでいいのでしょうか？　私で言えば，講演や研修をする立場なので，眠気は来ても大丈夫ですが，とにかくくしゃみと鼻水の症状を抑えないと仕事になりません。でも，聴講時間が長い講義を受けている大学生の方などは，眠気が来ては困りますよね？　それらの「自分には何が必要か」「何が不必要か」という思いを，患者自身が表明することが必要だと私は考えています。

患者が思う「患者参加型医療」の形とは，「患者の人生観を最初に捉え，それを踏まえて，できる限りその人生観に即した医療をチームとして検討し，提供していく」ことだと私は考えています。

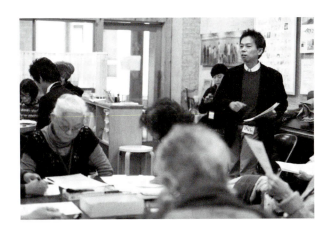

第3章

◤ 患者参加型医療における理想的な関係性とは

あなたは自分の人生観を誰かに伝えたことはありますか？

自分の親にさえ，「自分の将来はこうなりたい！」とは言いにくいものです。自分の人生観を伝えられるようになるためには，相当に深い絆が必要です。

患者参加型医療における理想的な関係性とは，自分の人生観を伝えられることが最低限必要だと言えます。ただし，それはとても難しいことです。互いの信頼関係，安心感，自分が感じていることを言える空気，きっかけを作る道具などの条件が整わなければ，患者は医療者に自分の人生観を表明することができないのです。

それらについて，説明と具体例を挙げていきましょう。

◇互いの信頼関係

あなたが信頼する人を1人思い浮かべてください。
恋愛相談や進路相談をするような方でしょうか？
その方を信頼した要因は何ですか？
その要因が，医療者には必要だということです。
私が人を信頼する条件はいくつかあります。

①経験や知識が豊富である

当然ですが，ベースとなる経験と知識は必須です。恋愛経験がない方に恋愛相談はしませんし，そういう方の言うことを信頼できません。

②約束を守る

時間や秘匿など，人として守るべきことは守れるという実績が必要です。約束を守れない方は，信頼もできません。

③すべきことを的確に明示してくれる

いつ，だれが，何をするのかを常に意識して，的確に明示してくれることは，相手への信頼の基礎となります。

もちろん，これらは私個人の考えです。あなたにとって，信頼できる関係性

――患者視点のない医療者は生き延びれない

は何かを今一度見直して，そのうえで，患者参加型医療における医療者と患者の信頼関係について，医療者に何が必要かを考えてみてほしいのです。

◇安心感

あなたが，安心を感じる場はどのようなところですか？

例えば，落ち着いた場所，よく知っている仲間，誰にも攻撃されないという環境。それらが必要だということです。

私が安心できる条件を挙げてみましょう。

①否定されない

自分の人生観を語るとすれば，それを受け入れてくれることが必要です。人生観は当然1人ひとり違いますし，一方で，誰かに否定されるべきものではありません。きちんと聞いて，受け入れてくれる受容の姿勢が必要です。

②他者に聞かれない

知らない人が周りにいては落ち着きませんし，話したくても話せません。他者に聞かれないことが必要です。

◇言える空気

あなたが，自分のことを信頼する相手に言う情景を思い出してください。そのような空間，空気が必要だということです。

私が言える空気として必要だと思うことを挙げてみましょう。

①相手がリラックスしている

時間がない状況であったり，相手が他のことをしている状態で話を聞かれていると，こちらも落ち着くことができません。言える空気のためには，相手もリラックスしていてほしいものです。

②相手に聞く姿勢がある

そもそもとして私が話そうとしていることに興味があり，聞く姿勢を示してくれているかが必要です。私を説得しようとしているとか，形だけ聞け

ばいいのだという雰囲気があると，それは敏感に感じ取ってしまうものです。

◇きっかけを作る道具

単におしゃべりではありません。これからの治療方針などにも影響するかもしれないことを話すのですから，それなりに道具も必要です。

私が思うより良いツールを挙げてみましょう。

①メモ帳とペン

こちらとしては，自分の話をするのですから，それを書き留めてくれるメモ帳とペンは最低限必須だと思っています。

②的確な問診票

自分の人生観を引き出してくれる問診票があればいいのに，と思います。

趣味，職業，家族構成，生活サイクルなどを書き込める問診票があり，それをもとに医療者と話せるとお互いに人生観を共有しやすいのではないでしょうか。

患者参加型医療における理想的な関係性として，数年前，私が入院する際に試みたことを紹介します。

私は「医師に対する要望書」として，甲状腺がんを患った時に"リビングウィル"を書きました。リビングウィルというのは，「自分の生き方の意思表示」をする文書のことです。

その文書の内容は，

「私はこういう仕事をしていて，こういう生活をしています」

「最先端医療を受けるつもりはありません」

「こういう治療をする時は，必ずその前に相談してください」

「医師のことを『先生』ではなく『○○さん』と呼ばせてください」

などというものでした。

このリビングウィルを医師に見せると，想像以上にすんなりと受け容れてく

れました。場合によっては粘り強く交渉することを覚悟していたので，むしろ拍子抜けしてしまうほどでした。

これをきっかけに，私は医師と「腹を割って話せる」「意見が言える」関係になりました。私としては，受け容れられるのならば，もっと医療機関がリビングウィルのひな型を用意して，必要な際には患者に書いてもらえばいいのではないかと思うのです。それが，患者参加型医療の第一歩だと考えています。

患者参加型医療を実現させるための取り組み

患者参加型医療を実現させるためには，医療者の行動の変化が必要ですが，なによりも患者自身が変わらなければなりません。

自分の人生観を医療者に言える人はまだまだ少ないのです。

医療にかかると，医師の言いなりになり，その医師の医療方針に依存する患者がほとんどだと言ってもいいでしょう。

ときに，「医療者は豊富な知識があるが，患者にはないから仕方ない」などという方がいますが，それは患者参加型医療の根本を理解していません。

患者が表明するのは，自分の人生観なのです。

例えば，「将来，胃ろうを開ける処置はしたくない」という患者がいたとします。それは文字どおりの「胃ろうは嫌だ」という意思を示しているのではではなく，「最期まで食事を楽しむ人生を送りたい」ということであり，食事ができるのならば，胃ろうがあってもいいという方は少なくありません。

つまり，今の日本においては，患者も医療者も，ともに意識を変える必要があるのです。

そこで，私はいくつかの活動をしているので，主な組織を紹介します。

◇ペイシェントサロン協会

患者や医療者が，立場の枠を超えて，対等に対話し，参加者全員が気づきや学びを得る場です。

カフェや公民館など，市民が集まりやすい場所で定期的にイベントを開催し

ています。ペイシェントサロンファシリテーターという役割を持った方が主催し，毎回「よりよい病院の選び方は？」「飲み忘れない薬の管理方法とは？」などのテーマが決まっており，数名〜20名ほどの方が集まります。参加者全員が1枚の模造紙を囲んで座り，自分の意見，経験，知識などを出し合います。

ペイシェントサロン協会では，この手法を広めるために，ペイシェントサロン養成講座を開催し，各地へ活動を展開しています。

まさに患者と医療者がともになって学ぶという，患者参加型医療の実践に向けた活動と言え，患者の多くの学びを得ています。

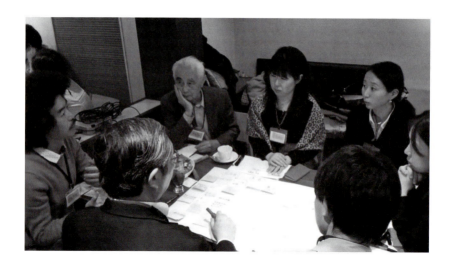

ペイシェントサロン協会
　2014年設立の東京都文京区に本部を置く任意団体。会員数は約20名。全国にペイシェントサロン活動を広めている。著者が会長。
　http://www.patientsalon.net/

―― 患者視点のない医療者は生き延びれない

◇ペイシェントボイスカフェ

　私が代表を務めている「患医ねっと」という団体が主催しているイベントの1つ。

　毎回，患者をゲストに招いて，医療者や医療系学生に向けて講演をいただき，参加者全員で対話していく場です。

　2019年現在，毎月1回東京都内のカフェで開催しています。毎回違う様々な疾患を持った方の語りから，医療者が臨床で役立つ多くの実例や患者の思いを知る場として好評をいただいています。

　患者が医療者に向けて講演するというスタイルは，患者参加型医療の派生的な姿であり，そこで得られる知識や耳にする経験などは，まさに一般的な講座ではないと言えるでしょう。生きた言動が，多くの医療者に強い刺激を与えています。

> **患医ねっと**
> 　2011年設立。患者と医療者をつなぎ，よりよい医療環境をつくることを理念に，「ペイシェントボイスカフェ」，「薬局の寺子屋」，大学や企業での講演や，研修会の企画，運営などを手掛けている。著者が代表を務める。
> 　http://www.kan-i.net/

　ここでは，私の取り組みを紹介しましたが，全国各地では様々な活動が展開されています。私たちのような組織やイベントである必要はありません。病院や薬局で行っている取り組みもたくさんあるでしょう。

　最近は，学会や研究会においても，患者の立場からの参加をご依頼いただいたり，医療者向けの講演会に講師として招聘いただいたりするようになってきました。

　あなたの周りでも，「医療者が患者に何かをしてやっている」のではなく，「医

療者と患者が一緒に何かをしている」ものはないかという観点で，身近な情報を見てほしいと思います。病院の掲示板，SNSのタイムライン，行政が発行している広報紙など，様々なところで，意外と患者参加型医療を体験できる場はあると思います。

■ 調剤薬局への期待

　患者参加型医療を日本で広めるために，私は調剤薬局に強い期待を持っています。

　現在，国の方針としては，「患者それぞれにかかりつけ薬剤師をつけて，患者の生活面も含めてその薬剤師が関わっていくこと」が望ましいとされています。複数の診療科に通院している患者であっても，通う薬局は1つに絞り，かかりつけ薬剤師から服薬指導を受けることになります。

　また，診療報酬が改定されるたびに，調剤薬局に関する利益は大幅に減るように変わってきており，この先，調剤薬局は，単に処方薬だけを扱っているだけでは経営が成り立たなくなります。それは，調剤薬局が「処方薬ではない，他の商品やサービスを提供する」という業務形態への転換を余儀なくされる時代が来ていることを示しており，より患者の健康や生活に即した個性あふれる分野への展開やコラボレーションが展開されるからです。

　当然ですが，かかりつけ薬剤師は，患者1人ひとりの生活の背景や状況を把握したうえで，体全体の様子を捉えられるようになります。そのため，患者の人生観を話してもらえる関係性や信頼を築きやすい立場であり，まさに患者参加型医療を行える環境がそろう場だと言えます。

　薬学部の6年制化などにより薬剤師のレベルも上がってきています。知識が豊富になりつつあり，コミュニケーションスキルを学ぶ講座を経てきていることなどからしても，患者の生活背景を捉えた服薬指導，そして人生観を引き出す能力，他の医療職種と連携できる環境が整いつつあると言えるでしょう。

　さらに，薬局は病院とは経営が別々であり，独立しています。これは大きな強みであり，医療ばかりではなく，地域社会の中で活躍できる可能性を秘めて

います。

　診断や治療はできないとしても，セカンドオピニオン的な役割を担い，患者にとって心強い支援者となることで，疾患に対してよりよいパートナーになれるはずです。

　私のかかりつけ薬剤師は，私の生活，人生観，疾患，家族構成，仕事内容など，すべてを把握しています。そのために，私は甲状腺がんの新しい治療法が厚生労働省に承認された際には，主治医よりも先にかかりつけ薬剤師から情報提供がありました。

　先日は，私が服用している薬の機序に関して，分かりやすい図表があったということで，情報を提供してもらいました。他にも，二分脊椎症により褥瘡を発症した際には，単に処方薬の投薬だけではなく，ガーゼやテープ，さらには褥瘡部位を守るような衛生用品の提案などもいただきました。主治医とともに，私には欠かせない医療者となっています。

　これからは，調剤薬局が患者参加型医療を前提に医療を行っていく時代です。当然，患者の人生観を聞き出さなければ医療がスタートしません。ですので，処方箋とお薬手帳だけで服薬指導をできるわけはありません。薬剤師は，患者と信頼関係を築き，相談しやすい環境を整備し，当たり前のように患者の人生観に触れる服薬指導をできるような存在であるべきです。患者の健康な生活を強く支援できるように，全薬剤師がなっていくのです。

　残念ながら，現状では多くの調剤薬局やそこで働く薬剤師にこのレベルを求めることは難しい状況です。実際，服薬指導と投薬だけを行う調剤薬局が多くあります。それらの薬局に共通しているのは，「薬剤師の役割は患者の病気に対して薬を通して支援すること」だという狭い視野しかないという点です。プライバシーに踏み込まないよう遠慮してしまい，患者の生活に関する質問をしないことが問題点として挙げられます。薬剤師が患者に遠慮する環境において，互いに信頼関係を構築することは不可能です。

　医療者は，配慮と遠慮は違うという意識をもって，各技量を活かしてほしいと願っています。

お薬手帳を活用した薬局における患者参加型医療の具体例

　お薬手帳はとても活用できるツールです。しかし，その活用法について認識している薬剤師がほとんどいないことが残念です。

　現状，お薬手帳には，調剤薬局が投薬時に作成する「薬情シール」を貼り付けているだけという薬剤師，患者がほとんどではないでしょうか？　実際，私が市民向けのイベントでお薬手帳について挙手してもらうと，6〜7割の方はお薬手帳を持っているにも関わらず，そこに自分で書き込んでいる方は1割程度でした。さらに，薬剤師からお薬手帳の本来の使い方について指導された方は皆無です。

　これらが意味することは，現状のお薬手帳は，「薬剤師が患者に渡した薬の一覧表」に過ぎないということです。前章で述べられているように，患者は医療者から指導されていても，実際には十分に服薬していません。本来，必要となるお薬手帳は「患者が実際に飲んでいる薬の一覧表」です。そのためには，何よりも患者の意識と行動を変えていかなければなりません。

　ここでは，参考に私のお薬手帳の活用法について紹介します。薬剤師の方には各々でさらなる活用法を考えていただきたいと思うとともに，薬剤師以外の医療職の方にはお薬手帳の新しい役割を認識してほしいと考えています。

　そもそも，患者参加型医療を実現するためには，患者の人生観を引き出すことが必要ですが，患者にその人生観を問うたところで，的確な返事をもらうのは難しいでしょう。

　そこで，お薬手帳を活用し，段階的に患者の人生観を引き出せるとよいと考えています。

◇ステップ1：患者の現状を記載してもらう

　患者には，お薬手帳は単なる薬の情報を蓄積するための台帳という認識しかありません。まずは患者がお薬手帳に情報を記入するという発想を持ち，行動してもらう必要があります。

　簡単な内容から始めましょう。

―― 患者視点のない医療者は生き延びれない

　薬剤師は，投薬時に「次回の来局時に自宅にある薬の数を数えて，お薬手帳に記入する」ように指導しましょう。今回貼った薬情シールの余白に，次回来局する日の朝にカウントしたそれぞれの薬の数を記入するだけです。

　「残薬がある状況」を少なくすることが目的なのではありません。まずは「お薬手帳に患者が情報を記入する」という行動を当たり前の意識にさせることです。これを数回，当たり前に記入できるようになるまで我慢です。

　実際の資料として，私のお薬手帳の写真を示します。私は5種類の薬を常時服薬していますが，⑤の薬を私は時々飲み忘れるので，多くの残薬があることが分かります。

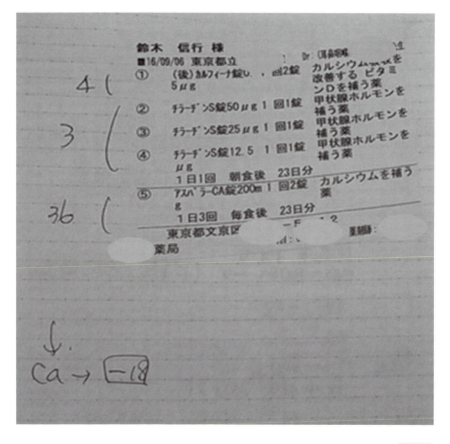

◇ステップ2：他の医療者にも活用してもらい，情報を共有する

ステップ1が当たり前にできるようになった患者には，次のステップを指導します。それは，「このお薬手帳を医師に見せて，処方数を調整してもらう」ということです。患者からすれば，医師に「薬をきちんと飲めていない」と申告するのは勇気がいることです。しかし，飲めていないことを伝えなければ，正確な診療はできません。

そうした意味を薬剤師が患者へきちんと伝えれば，患者は勇気を出して，医師へお薬手帳を見せる一歩を踏み出せるのです。

実際，私は，診察時には毎回お薬手帳を医師へ見せて，処方数を調整します。医師に怒られことはありませんし，最近では，医師のほうからどの薬をどれだけ減らすかを聞いてきます。

また，病院や薬局だけではなく，歯科医師など他の医療職種の方にも見せるのが当たり前になるように，薬剤師が指導すべきだと私は考えています。

さらに，健康診断や歯科検診などの情報もお薬手帳に網羅されると，検査データも一元管理でき，よりよいツールになると考えています。通常のお薬手帳では健康診断などのデータを管理できませんので，袋がついたお薬手帳カバーなどがあるとよいかもしれません。

私は少し大きめのファイルに，様々な健康に関する情報を溜めて，そこにお薬手帳もはさんでおくという形で管理しています。

◇ステップ3：患者にメモを書いてもらう

お薬手帳に様々なデータが蓄積されてきたら，今度は患者自身にもデータを出してもらうように指導します。ステップ3としては，薬剤師や医師が患者へ説明する内容を，お薬手帳にメモしてもらうようにします。

服薬指導時に，カウンターにペンを置いておき，患者にメモすることを促せばいいのです。プリントしたものを渡すのではなく，あえてお薬手帳に書かせるのです。

薬剤師の目の前でメモすることで，この患者の理解度がすぐに分かります。

簡単すぎる場合，もしくはまったく理解できていない場合は，ペンが止まります。簡単な様子なら説明を省けばいいですし，難しいようならばもう少し分かりやすく再度説明する必要があるでしょう。

服薬指導は，相手の理解度によって，難易度を変えなければなりません。そこで，このステップ3を行うことによって，薬剤師が患者の行動を見ればその理解度を把握することができます。

お薬手帳にメモさせる行為をすべきなのは，薬局に限った話ではありません。医師が診察室で行ってもよいでしょうし，理学療法士や作業療法士がリハビリテーション室で行ってもよいでしょう。どのような職種であっても，患者に指導する場があれば，その際にはお薬手帳にメモさせるのだという，全医療職種に共通した意識を持ってほしいと考えています。それは，患者が医療に前向きに積極的に向き合うように誘導する1つの手法です。

◇ステップ4：自分の人生観に触れる内容を自分で記載する

最終目標は，「患者が人生観を医療者へ表出することで，患者参加型医療のコントローラーとしての役割を担えるようにすること」です。

これまでのお薬手帳は，単に医療に関する情報蓄積ツールでした。この最終ステップでは，患者に私生活について書いてもらうように，薬剤師が促します。

例えば，患者の趣味が釣りならば釣りへ行った記録，旅行ならば旅行に行った日時と場所などです。

一見，医療者には不要な情報に思うかもしれません。ですが，高血圧の患者が寒い日の夜釣りに行く場合に必要となる知識，旅行先で薬を切らせてしまった場合の対処法など，患者の生活に直結する指導をできてこそ，本来の医療者だと言えます。それらの経験を通して，より医療者との信頼関係は深まりますし，医療者にとっては，本来のよりよい医療が提供できる環境が整います。

第3章

　もちろん，お薬手帳をあえて使わなくても，ステップ4のような内容を把握している医療者は大勢います。しかし，1人の医療者だけが患者の人生観を捉えていればよいのではありません。多職種連携では，患者の人生観を，その患者にかかわるすべての医療者が共通認識として持っていることが前提条件になります。

　お薬手帳を，単にお薬情報だけではないツールとして活用することで，多職種連携医療を実現できると私は考えています。そして，それを指導できる立場の薬剤師に大きな期待を寄せているのです。

　しかし，私は，薬局でお薬手帳の使い方について指導された経験はありません。これほどよいツールがあるにも関わらず，活用するという発想のない医療者にはとても残念な気持ちになっているのも事実です。

　私ががんの告知を受けた際に診察室で書いた実際のお薬手帳を示します。

　甲状腺がんの一種である乳頭がんであり，リンパ節への転移があり，CT検査により直径12mm程度であることなど，疾患に関する医師の説明を私なりに記録しています。

　途中に「神経しょうしゅ」と走り書きしています。これは私が知らなかった「神経鞘腫」という疾患名を医師にさらりと言われたものの，漢字も分からず，とりあえずメモしたものです。その様子を見た医師がさらに細かく説明している様子が分かります。

　その後，文字になっていないようなメモ書きもあります。疾患の状況を次々に説明されて，少し混乱状況になっていることも想像できます。

　さらに，次回の外来の予約なども確定していることが分かります。

　これを見ると，薬剤師としてもいくつも情報提供できることが頭に浮かぶのではないでしょうか？

　まずは混乱している様子が分かりますから，少し整理が必要ですね。その後は，現状把握。患者の口から語らせ，さらに今後の展望について，患者の理解度を確認しながら，患者の生活にどのような影響があると考えられるか，それに対してどういった対応が考えられるかを，患者と一緒に考えられるとよいの

―― 患者視点のない医療者は生き延びれない

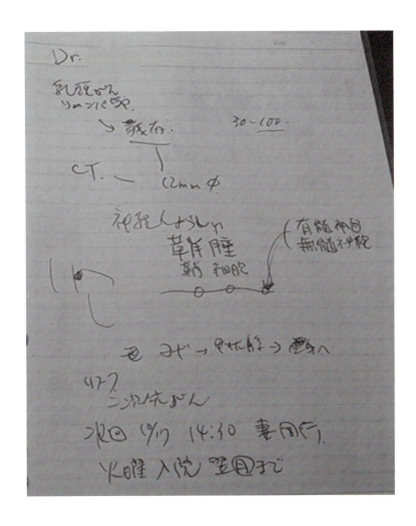

ではないでしょうか？

　これらのことができる患者は，まだ多くないかもしれません。しかし，少しずつ本来のお薬手帳の使い方を指導していくことで，患者にとっても薬剤師にとっても，よりよい関係性が築けるものと思います。

リハビリチームへの期待

　患者参加型医療に関連し期待している医療職種としては,「リハ職」と言われる理学療法士,作業療法士の方々も挙げられます。なぜならば,彼らも基本的に薬剤師と同じく担当制であり,しかも1人の患者と接している時間が長いためです。

　リハビリテーションにおける時間は短くても20分。その間に,リハ職の方は実際に患者の体に触れる機会もあります。それは患者からすればとても親近感が沸くきっかけになりますし,訓練をしながらおしゃべりもできます。患者の人生観を引き出すことができるおしゃべりの時間は,患者,リハ職の双方においてとても大切なものです。

　医師や他の医療系職種の方は,現実的に時間や環境において,個々の話をしっかりと引き出していくには限界があると思います。そこで,リハ職が引き出した患者の人生観を共有し,これからの治療方針に役立てればよいのではないでしょうか。

　私としては,リハ職が行うリハビリテーションの内容や達成度なども,同一院内だけではなく他病院や薬局でも役立つ可能性があるのですから,お薬手帳を活用して他職種と共有してほしいと願っていますが,それはまだまだ難しそうです。

　調剤薬局や訪問看護ステーションで働いている方は,患者がリハビリで通院している病院があるのならば,カンファレンスへの参加を打診してみる価値はあると思います。個人情報の扱いなど配慮する点はありますが,実際に,地域として,組織の枠を超えてカンファレンスをしている事例を聞いたことがあります。

患者視点を得る方法の具体例

　患者の人生観を捉える大切さについて,これまで述べてきました。実際に人生観を聞いてみると,これまでに接したことのない分野の突飛な話が出てくるでしょう。

―― 患者視点のない医療者は生き延びれない

　先日，登山好きな私の友人は，「山に登れなくなったら生きる価値がない。不治の病になったら世界の最高峰の登山にチャレンジしたい」と言っていました。延命ではなく，リスクを冒してでも自分の夢を実現させたいのだそうです。
　それならば，医療者としてはどのように支援するのが最適でしょうか？　「リスクがあるから登山に行ってはいけない」と禁止の指示をすることは簡単です。でも，それが本当に医療者がすべきことなのでしょうか？
　医療者は，様々な人生観に触れてほしいと思うのです。
　それは，医療現場ではなかなか難しいことと思われます。時間もなく，患者に安心の環境を提供することも難しく，信頼関係を築くのも容易ではありません。
　そこで，日頃から，他の世界で生きている方々と出会い，接し，人生を語り合ってほしいと考えています。医療者ではなく，同年代ではなく，同地域ではなく，同趣味ではなく…。自分の住む世界が違う人と，意識して時間を共にしてほしいのです。それが，本当の意味で，患者の視点を得られる方法だと，私は思います。
　では，具体的にどのような場があるでしょうか？

◇組織の枠を出る

　はじめに，自分の属する組織の枠を出る勇気が必要です。
　医師会や薬剤師会などの組織はすぐに思い浮かぶと思います。しかし，それ以外にも，もし病院に勤務しているのならば，病院内の研修会ではない，地域で行っている勉強会などがあることでしょう。そこに参加して，隣に座った方と名刺を交換し，勉強会後に食事に誘ってみるとか，先に紹介したペイシェントサロン協会やペイシェントボイスカフェなどに参加してみてはいかがでしょうか？
　単に参加するのではなく，参加者同士で会話することに大きな意味があるのです。「勉強会に参加し，聴講するだけ」という姿勢は，あまりにもったいないものだと思います。必ず名刺を持って，「新しい出会いを作る」ことを自分に課

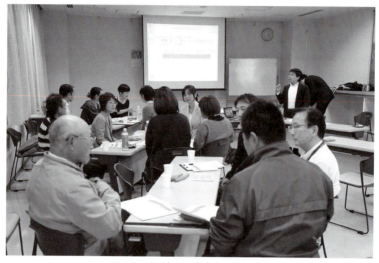

患医ねっとが行った勉強会の一風景

してほしいと思います。

◇医療の枠を出る

　医療の枠だけではどうしても話題が医療の範囲となってしまいますので，できればその枠を超えられるとよいですね。例えば，地域の自治会，商店会，マンション管理組合などもよいきっかけとなる場です。

　SNSで，まったく知らないイベントや勉強会に参加してみるのもよいでしょう。

　地域でお祭りがあれば参加して，一緒に神輿を担ぎ，そのあとの懇親会に参加するのもよいでしょう。高校時代の同窓会もよい機会です。自分で企画してしまうのも，きっと喜ばれるでしょう。

◇年齢の枠を出る

　趣味があれば，街中にある同趣味の方が集まるサークルに入るのもよいかも

しれません。私は珍しい車に乗っているので、ディーラーが主催するドライバー交流会に参加しています。そこでは、まったく違う分野で活躍している方々と出会えるだけでなく、仕事などのしがらみがありませんので、気軽な仲間が増えていきます。

行きつけのカフェやバーがあってもよいですね。私は毎週、決まった曜日に決まったカフェにいます。そうすると、そのカフェに集まるメンバーと仲間になります。時には、その仲間と別の曜日に飲みに行ったり、遊びに行ったりと、これまでにない生活を知ることができました。

◇インターネットを使う

実際に決められた時間をとって、どこかへ行くことが厳しいという方もいると思います。そうした方におすすめしたいのは、インターネットです。

まずは闘病記などが分かりやすいでしょう。あなたが得意とする分野の疾患名と、「闘病記」をキーワードにして検索すれば、関連する本やブログなどが

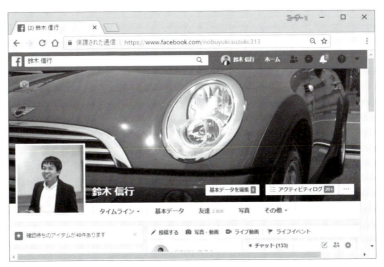

著者のフェイスブックから

ヒットするでしょう。

趣味や地域などでもいいと思います。

ここでは，楽しい本，読みやすい本を探すのではなく，人の人生観を読み取れるような内容の執筆を探してほしいと思います。

基本的に，いつくかの組織に顔を出し，名刺交換をし始めれば，そこで知り合った人たちがさらに他の組織やイベントに誘ってくれるようになります。あとは，その流れに乗ってしまえばいいのです。

もちろん，時に金銭目的や理解しがたい思想の団体のお誘いもあるでしょうから，断る勇気を持つことも念頭において，いろいろな場所に顔を出してみましょう。

さいごに

この章では，患者参加型医療に関する様々な話をしてきました。大切なのは，この考えに向けて，あなたが自分でできる一歩を実際に踏み出すことです。知識を入れてばかりいても，それは「生きた知識」になりません。「入れた知識をどう活用していくのか」ということを考えれば，それは今までにないことを経験することになるはずです。

日本の医療は，患者の視点を取り入れる方向に転換しつつあります。つまり，患者視点のない医療者は生き延びることができないのです。それを心の根底において，新しいことへチャレンジし続ける医療者であってほしいと強く願います。

第4章

患者の想いを共有するために
～薬剤師と患者のコミュニケーション～

有田 悦子

　"薬"という"物"を"患者"という"人"に最後に手渡すのが薬剤師です。それならば，その薬が患者にとって最善の効果をもたらすような付加価値（プラスのプラセボ効果）をつけられるのも薬剤師ではないか？　そんな思いでこの30年間"患者の心に寄り添える薬剤師"を育てる仕事をしてきました。私が「患者の心が分かる薬剤師になるには人の心の動きについて学ばなければ」と臨床心理学を学ぶために大学院へ進んだ当初は，薬学を捨ててどこへ行くの？と言われたり，患者の心理社会的背景に踏み込むのは薬剤師の仕事ではない，と言われたりする時代でした。これまでの道のりは決して平たんなものではありませんでしたが，節目節目で志を同じくする理解者に恵まれ，何とかここまで歩んで来ることができました。

　長い歩みの中でも私にとって衝撃的な出会いとなった本が，『なぜ，患者は薬を飲まないのか？』でした。「患者が前向きに薬を飲むようになるために，薬剤師はどう対応したらいいのか？」を研究テーマにしていた私にとって，この本のタイトル，そして「コンコーダンス」の考え方はまさにわが意を得たり！というものでした。以前よりご縁があったのぶさん（鈴木信行さん）を含め，このような同じ志をもつ方々と1冊の本をご一緒できる幸せを噛みしめつつ，本題に入りたいと思います。

■ 患者心理とプラセボ効果

　患者参加型医療の重要性を理解していただくにあたって，そもそも薬学教育の中に"患者"の影も形もなかった30年以上前，私がなぜ「患者心理」を学

第4章

ぼうと思ったかについて，少しお話をしたいと思います。

　私が薬学部の学生だった1980年代，薬学教育は4年間で授業や実習も「薬物という『物質』」にフォーカスしたものが中心で，その薬を用いる当事者である「患者という『人間』」についての教育は全くありませんでした。将来は病院薬剤師として働きたいと考えていた学部3年生の頃，「プラセボ効果」という言葉と出会いました。たしか「臨床薬理学」の授業だったと思うのですが，その「プラセボ効果」という「何の薬理効果もない物質（プラセボ薬，偽薬＜ぎやく＞ともいう）でも，飲む人の治療への期待や医療者への信頼感により，実際に効果が現れることがある」という話を聞いて，人間の心理について強い関心を持ちました。

　私自身，もともと人間に興味があり，病院薬剤師になって患者さんの役に立ちたいと思っていたので，「薬の効果が単に物質としての効果だけでなく，患者の心理に影響を受ける」という話はとても興味深く，重要なことだと感じました。患者さんが薬を飲むときに，『嫌だな』とネガティブな感情を持って飲むよりも，『これを飲めば良くなるんだ』というポジティブな感情を持って飲む方が，より効果が期待できるのではないか？と思ったのです。そして「ただ単に患者に薬を渡すだけなら，それが薬剤師である必要はない。物質である薬に，患者が安心してより効果を感じられるような心理的な付加価値（プラスのプラセボ効果）を加えるのがこれからの薬剤師に求められる役割ではないか？」と考え，大学院で臨床心理学を学ぶことを決心しました。

　早速「患者心理とプラセボ効果」をテーマに受け入れてくれる大学院を探し始めたわけですが…当時，心理領域では薬剤師が「患者の心理面に着目する」という発想自体がなく，薬学部の卒業生が臨床心理学を学ぶことが理解されませんでした。そのような状況の中で，私の想いを理解してくださった当時の学部長や指導教官のサポートのもと，様々なご縁が繋がり，最終的に大学院に籍を置きながら，その年に開院した大学病院で「神経症者の不安とプラセボ効果」をテーマに研究ができるようになりました。

　"プラセボ"という言葉はラテン語の「喜ばせる（I shall please）」の意味で，

――患者の想いを共有するために

プラセボ効果について最初の報告は，1955年にBeecherが発表した"The Powerful Placebo"[1]です。Beecherは20件以上の論文を分析し，被験者の約30％にプラセボ効果が見られたと報告しました。その後も世界中でプラセボ効果に関する研究は進められ，神経症を対象とした抗不安薬では約50％にプラセボ効果が見られた[2]，患者の治療に対する期待度が高いほど痛みに対するプラセボ効果が大きい[3]など，多数の研究成果が報告されています。また，中野はプラセボによる症状の改善について，時間経過による自然変動に患者の心理的要因などによる真のプラセボ反応が加わって生じると述べています[4]（図1）。

私が治験の二重盲検比較試験においてプラセボ投与群にあたった神経症患者に対してSTAI（State Trait Anxiety Inventory）[1)]で検討した研究でも，定期的に病

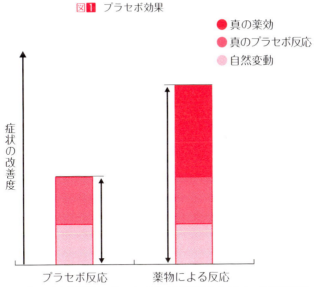

図1　プラセボ効果

〔出典：中野重行：臨床薬効評価－Placeboをめぐる諸問題のポイント．臨床薬理 26: 611. 1995より一部改変。〕

1) STAI（State-Trait Anxiety Inventory）：Spielbergerが開発した質問紙で、その人が置かれている状況によって変動する「状態不安」と，もともとその人の性格としての「特性不安」を測り分ける。

院を訪れ医療者に話を聴いてもらうことによって状態としての不安（State Anxiety）は徐々に低下することが明らかになりました[5]。その他，事前に医療者から説明のあった薬の副作用と同じ自覚症状の訴えがプラセボ投与群に見られたり[6,7]，禁煙の治験で医療者と定期的に面談することでプラセボ投与群でも禁煙成功率が上がる[8]など，医療者の対応が被験者の心理的な影響につながっていることが明らかになりました。当然，疾患の種類や患者さんの性格によって心理的な影響の受けやすさに違いはありますが，このような研究を通して「医療者の伝え方や対応次第で，患者さんの治療行動はプラスにもマイナスにも影響を受ける可能性がある」ということを実感し，医療者が患者心理を理解したうえで適切に伝えること，つまり薬剤師のコミュニケーション力がいかに大切かという普遍のテーマへとつながっていきました。

▎薬剤師は"薬"の専門家！の落とし穴

　これまで多くの薬剤師と患者さんのコミュニケーション事例を検討してきて，非常にもったいないと思っていることがあります。それは，せっかく"薬の専門家"として豊富な知識を持っているのに，薬剤師が"薬の情報を正しく伝えなければ！"と思えば思うほど一方的な説明になってしまい，結果的に患者さんが本当は何を望んでいるか，つまり患者さんの想いが聴けなくなってしまうという残念な傾向があることです。

　医療コミュニケーションを分析する方法にRIAS（The Roter Method of Interaction Process Analysis System）[2]があります。私の研究室で「薬を飲みたくない」と思っている患者と薬剤師のやり取りをRIASで検討したところ，薬剤師からの質問は「医学的情報や治療」に関するものが「心理・社会的」に関するものに比べて圧倒的に多い傾向がみられました[9]。つまり，薬剤師は"薬"の専門家

2） RIAS（The Roter Method of Interaction Process Analysis System）：米国 Johns Hopkins University, School of Public Health の Dr. Debra L. Roter によって開発され，欧米を中心に国際的に広く使用されている医療コミュニケーション分析方法。これまで200以上の研究で用いられ，その妥当性・信頼性が確認されている。

―― 患者の想いを共有するために

として"医学的情報"の収集や提供はするが,本来は治療の主役であるはずの患者の心理社会的背景は把握しようとしていない傾向が明らかになりました。

この傾向は,患者さんからの質問に答えるときの対応にも表れています。例えば,患者さんから「この薬は飲まなければいけないのですか？」と質問をされ,薬剤師は「この薬は××のような効果があるので,○○さんの病気を治すためには1日3回食後に忘れずに飲んでいただくことが大切です」と答えたとします。その薬について"知識を得たい"と思って質問をした患者さんにとっては,薬剤師のこのような回答は十分満足できるもののはずです。しかし現場では,薬剤師がきちんと説明をして患者さんも「はい」と返事をしたのに,その薬が患者さんに飲まれていなかった,というケースがあります。

なぜ,このような齟齬が起きてしまうのでしょうか？

その原因を理解するためには,患者さんからの質問に込められた意図を理解する必要があります。カウンセリングでは,質問の背景には少なくとも表1に示したような7種類の意図が込められている可能性があると考えます。先ほどの①知識や情報を得たい,のほかに,②要求や依頼を伝えたい,③不安,怖れなどの気持ちを伝えたい,④指示や保証を得たい,⑤安心のために確かめたい,⑥あきらめるために確かめたい,⑦相手を試す（様子をうかがう）などです。

患者から質問を受けたとき,すぐに"薬剤師にとっての正しい"回答を伝え

表1 質問に込められた意図

①知識や情報を得たい
②要求,依頼,勧誘を伝えたい
③不安,怖れなどの気持ちを伝えたい
④指示や保証を得たい
⑤安心のために確かめたい
⑥あきらめるために確かめたい
⑦相手を試す（様子をうかがう）

〔出典：日精研心理臨床センター編：独習入門カウンセリング・ワークブック,pp.97-99,金子書房,1986より一部改変〕

るのではなく，一旦立ち止まって"患者が質問した理由"を考えることが必要なのです。もちろん患者のプライバシーに土足で踏み込むような対応は論外ですが，患者の「心理・社会的背景」にこそ，治療に対して重要な情報があることが多いのです。

医療者と患者の心理的力関係

患者が医療の主役になるためには，"医療の専門家"である医療者と，"自分自身の専門家"である患者が対等な立場で話ができる関係でなければなりません。ここでいう"立場が同じ"とは「人としての立ち位置が対等である」という意味です。もし不安なことがあれば，医療者に遠慮せずに伝えられるようなコミュニケーション関係が理想ですが，現状では難しい面があります。

その理由として，医療者と患者の間に「心理的な力関係」が存在することが挙げられます。もちろんこれはすべての医療者と患者に当てはまるわけではありませんが，多くの場面でこのような力関係が発生しています。

では，心理的な力関係とはどういうことでしょうか？

薬剤師が患者に薬の説明をする場面を例にとって考えてみましょう。薬剤師の専門的な説明に対して患者が「分かりました」と答え，薬剤師は患者が理解したと思って安心していたのに，実は患者は"薬"を説明通りに飲んでいませんでした。それを知った薬剤師が理由を聞いたところ「説明がよく分からなかった」と患者は答えました。このような場合，薬剤師としては「なぜ質問してくれなかったんだろう，せめてその場で『分からない』と言ってくれれば」と非常に残念な気持ちになるでしょう。

薬剤師と患者の関係を単純化すると，薬剤師は薬について専門的な知識を持っているのに対して，患者は持っていないという立ち位置にいます。つまり「服薬指導」という言葉に表現されるように，薬剤師が患者に対して薬の効果や副作用，使い方などを指導する立場になります。ここで生じやすいのは，専門家である薬剤師の正しい指導に患者は"従うべき"あるいは"従うことが当然"という意識です。薬剤師としては，患者の状態を良くするために薬を正しく使

うことが患者にとって有用である，という気持ちで服薬指導をしているわけですから，それが結果的に患者にとって一方的な情報提供になってしまっていることに思い至らないケースが多々あります。そのようなケースでは，患者の方も最初から自分の考えや想いを伝えることをあきらめてしまっていることが多く，これが心理的な力関係が存在している状態と言えます。

専門家と非専門家の間にこのような心理的力関係が発生すること自体は仕方がないとして，医療者がこのような力関係に気づかず「患者のために」と思いこんでとっている行動が患者にとっては一方的な押し付けになっていないかを振り返る必要があります。まずは，医療者自身が患者との間に心理的な力関係が発生しやすいことを自覚することが大切でしょう。

医療者と患者は異文化コミュニケーション

次に，医療者と患者の受け止め方の違いについて考えてみましょう。「物事の受け止め方の違い」とはどういうものか，皆さんは想像がつくでしょうか？

心理学の分野でよく使われている物事の捉え方の例として，「コップ半分に水が入っている状態をどう受け取るか」というものがあります。「あと半分しかない」と思うか，または「まだ半分も入っている」と思うか，同じ現象を見ても人の心理によって受け止め方が違うという事例です。もちろん個人の特性（不安の強い人，弱い人など）によって物事の受け止め方は異なりますが，ここでは医療者と患者という立場の違いによる受け止め方についてお話しします。

"くすり"は"リスク"と言われるように，世の中に副作用のない薬はありませんが，医療者にとっては治療のためにある程度の副作用は避けられないものという意識があります。一方で患者にとってはたとえ1％の確率だとしても重篤な（死に至る可能性がある）副作用が出る可能性があったとしたら不安になって治療を拒否する人もいるでしょう。

医療者と患者の捉え方の違いを明らかにした例として，私の研究室で行った「薬の量に対する意識調査」をご紹介します。どのくらいの種類の薬を出されると多いと感じるかを薬学生にアンケート調査したものです。その結果，1～2

第4章

年生の頃は、5種類も薬が出ると「多い」と感じていた薬学生も、5年生になり病院や薬局での実習を経験して大学に戻ってくる頃になると、今度は「たった5種類」と少なく感じるように変化していきました。しかし、同じ学生たちに「自分が患者だったらどう感じるか？」と質問すると、5種類は「多い」と答えるのです。この研究から、低学年の頃は「患者」としての感覚を持っている学生も、専門の知識が増え臨床現場での実習を終えると「医療者」としての枠が形成され、「患者」としての自然な感覚が鈍くなってしまうことが示唆されました[10]。

これらの研究から言えることは、医療者と患者では同じ「1％」という数字を見ても、そこから受け取るメッセージが異なるということです。患者の立場を理解しつつ医療を行うことは、医療者にとって時に自己矛盾（モラルジレンマ）を生じる可能性もありますが、患者主体の医療を実現するためには、患者としての感覚を忘れないようにすることが必要なのではないでしょうか。

認知のギャップ

医療者は「（疾患や治療方法について）正しく患者に説明した。患者も分かりましたと言っていたので、説明したことはきちんと伝わっている」と思っていたのに、実際には、医療者が話したことが患者側には理解されておらず、伝えたかった意図が誤解されて受け止められてしまうことも多くあります。

そこで問題になるのが、「認知のギャップ」です。つまり、医療者が説明し、患者が「分かりました」と答えたとき、その医療者がイメージする「分かった」と患者の「分かった」には、大きなギャップがある場合が多いのです。

ここで「分かる」ということについて考えてみましょう。人間には、自分自身の過去の経験に基づいて物事を理解しようとする傾向があります。同じ言葉を聞いたとしても、自分にとって馴染みのない言葉であれば自然と頭の中で淘汰されてしまい、分かる言葉だけをつなげてしまいます。そのため、「患者は医療者が伝えたかったことと全く異なる解釈をしてしまう」という現象が起こってしまうのです。「分かりました＝正しく伝わった」ではないということに、双

方が気をつける必要があります。

例えば,「寛解」という言葉があります。「完全に治った状態ではなく,一時的に症状が落ち着いて安定した状態」という意味で,医療に携わっている人間には一般的ですが,多くの人にとっては耳慣れない語です。「寛解」の語を知らない患者は,「寛解しました」と言われても,「よくなったのかな」というイメージまでは持てるかもしれませんが,それ以上具体的なことは想像できないでしょう。しかし,「完全に治ったわけではありませんが,症状が落ち着いた状態になりました」というように,専門用語を使わずに,同じ意味を持つ一般的な言葉で説明するだけで,患者の理解度はぐんと上がります。

医療者が専門用語を多く使って説明をし,患者が「分かりました」と答えたので医療者が安心していたところ,患者は自分が理解できた言葉だけをつなぎ合わせていたので,理解が全く異なっていた,というようなケースは実際に起きています。図2に示したように,他にも医療者がつい使ってしまいがちな専門用語は多くありますので,注意が必要です。

図2 使ってしまいがちな専門用語

・服薬	・禁忌
・服用	・食前,食間,食後
・処方	・外用剤
・経口血糖降下薬	・内服薬
・合併症	・調剤
・疾患	・鑑査
・既往症	・疑義紹介
・頓服	・インスリン
・座薬	・HbA1c
・糖尿病	・予後
・副作用	・壊死

〔出典:病院の言葉を分りやすく 国立国語研究所「病院の言葉」委員会(編著)勁草書房(2009)〕

第4章

　このように，医療者と患者の間には「認知のギャップ」が生じやすく，それが異文化コミュニケーションと言われるゆえんです。このコミュニケーションギャップを解消しないかぎりは，医療者がどんなに「正しい説明」をしても，その説明が「その患者に合った」説明にならないかぎり，医療者の伝えたい意図は患者に伝わらないでしょう。逆に言えば，患者が本当に伝えたいことも医療者には伝わらないのです。

■ ギャップを埋めるためには

　それでは，医療者と患者がお互いに歩み寄るために，そして双方の間にあるギャップを埋めるために，私たちは何をしたらよいのでしょうか？　ここで，初めにお伝えしたことを思い出してください。すなわち，「医療者と患者には，心理的力関係が存在する」ということです。この「医療者と患者には，心理的力関係が存在する」ことを，患者を含めた医療現場の全員が意識をして会話をするということが，対等なコミュニケーションをとるための第一歩です。

　ここでもう一度，医療者と患者，両方の立場について考えてみましょう。

　基本的に，医療者になる人の多くは「患者さんのためになりたい」と思っているはずです。しかし，それが行き過ぎると「医療者からの一方的な考えの押し付け」になってしまうことがあります。これは"パターナリズム"と言って，親が子どもに「こうなるべき」というような親の考えの押し付けをしてしまうことに似ています。医療者―患者関係は長い間このパターナリズムが浸透していましたが，患者主体の医療を考えたとき，パターナリズムでは医療者が患者の意思を無視した判断をしてしまう可能性があります。一方で，パターナリズムの関係において患者は，「治療していただく」という立場になりがちなため，医療者に対して自分の考えや要望などを言いづらくなってしまい，すべての選択を医療者に委ねてしまうケースがまだまだ見受けられます。

　医療者は，自らの考えを患者に伝える前に，患者自身が「治療に対してどれくらい理解力があるか，理解しようとしているか」，また「医療に対して期待感を持っているか，不信感を持っているか」などを確認する必要があります。そ

れによって，伝わる内容も，伝わり方も大きく違ってくるからです。医療者も患者も，「お互いが自分の理解の枠で話している」ことに無自覚なままでは，相手の想いを想像することが難しくなりがちです。繰り返しになりますが，医療者と患者は「認識が異なっている」ことを念頭において対応する必要があります。

患者の想いを聴く

患者主体の医療のためには，双方で「認識を共有」し，最初の段階でお互いにしっかりと話し合うこと，そして理解をすることが重要になってきます。そのためには，患者の想いを"聴く"ことに尽きます。

①徹底して患者の話を聴く（傾聴・受容・共感）

医療者は基本的に患者の役に立ちたいと願っています。その想いが主観的過ぎると，何とか理解してもらおうと一方的に説明を重ねたり，説得しようとしてしまう傾向があります。説明したい気持ちをぐっと抑えて，まずは患者の話を聴いてみましょう。ただ話を「聞く」のではなく，患者の想いをしっかり傾聴・受容・共感することが大切です。

話を聴く際に重要なのは，非言語的なコミュニケーションに配慮することです。心理的力関係を感じ話しづらさを感じている患者にとって，表情を意識したり，うなずいたり，相槌を打ったりといった非言語的な反応は，それだけで「安心して話していいんだ」という安心感につながります。以下に，「聴き方」についてまとめましたので参考にしてください。

患者の話を聴く姿勢

『受動的傾聴（Passive listening）』

（1）黙ってうなずく

（2）「うーん」「そう」などあいづちをうつ

（3）「もう少し話してください」など話を促す

受動的傾聴の限界
- （1）患者にとってみると，医療者の反応が明確でないために，物足りなさを感じる
- （2）理解してもらえたという実感を持ちにくい
- （3）医療者の気持ちがつかめず不安になって，本当に伝えたいことが伝えられない

『積極的傾聴（Active listening）』
- （1）患者から出てきた言葉と本当の気持ちは違うことがあることを理解する
- （2）医療者の反応は，医療者自身の言葉にして患者に返す
- （3）共感的な気持ちを，ボディランゲージを含めて患者に伝わるように表現する

積極的傾聴のメリット
- （1）医療者が言葉や行動で表現された患者の本当の気持ちを理解できる
- （2）患者の気持ちに共感していることをはっきり言葉で返すことによって，お互いの理解が深まる
- （3）患者と医療者の信頼関係が構築される

出典
・有田悦子：薬剤師のための…臨床心理学・コミュニケーション入門 第4回 もっと知りたいのに……"あなた"のこと―12のブロック，積極的傾聴―. 都薬雑誌；21(4)：46-47(1999)を一部改変.

②適切な質問をする

　患者の想いを聴くためには，患者に語っていただく必要があります。そのために有用なのが，相手の状況に合わせた適切な"質問"です。

―― 患者の想いを共有するために

　医療者と患者の会話は，状況に関係なく，事実確認を中心とした閉じた質問（Closed Question）になる傾向があります。つまり，「はい」か「いいえ」で答えられる質問が中心になりやすいのです。患者背景や心情を聴くためには，「どうして」「どのように」といった開いた質問（Open-ended Question）という質問の仕方を，上手く取り入れていくことが大切になってきます。もちろん，これは閉じた質問がダメで開いた質問がよい，ということではなく，患者の状況を見て臨機応変に使い分けていく力が必要なのです。以下に閉じた質問，開いた質問についてまとめます。

閉じた質問（Closed question）

「お薬きちんと飲んでいますか？」のように，「はい」か「いいえ」で答えるような解釈が限定された質問法。事実の確認や患者さんの理解度などをチェックするときには有効な方法ですが，患者の本当の考えや気持ちを知るのには向いていません。

　例
　（1）坐薬の使い方をご存知ですか？
　（2）今度病院へ行くのは，いつですか？
　（3）この薬を，以前にもお飲みになったことがありますか？

開いた質問（Open-ended question）

「お薬の服用で何かご心配なことはありますか？」のように，患者さんが自分の状況に応じて自由に答えられるような幅広い解釈が可能な質問法。患者さんの思いや考えを話してもらうために有効な質問法で，このように質問をされることにより，患者さん自身も自己洞察が深まるような質問法です。

　例
　（1）このお薬を飲むことについて，どう思われていますか？
　（2）その時のお気持ちを話していただけますか？
　（3）今の状態についてもう少し詳しく話していただけませんか？

出典
- 有田悦子：薬剤師のための…臨床心理学・コミュニケーション入門　第5回　まず聴きます！受け止めます！"あなた"の気持ち―患者さんの気持ちを聴く基本技法―．都薬雑誌；21（5）；28（1999）を一部改変．

③"解釈モデル"を共有する

　患者が病気や治療に対してどのような想いや希望を持っているかを"解釈モデル"と言います。患者主体の医療を実現するためには，患者自身が自分の状態を「どのように捉えて」「何のために」「どうなりたいと思っているのか」を明確にし，医療者と共有しておくことも非常に重要です。同じ疾患であっても，それぞれの患者にそれぞれの背景があり，望んでいる生き方や価値観は違います。

　私が以前，肺がん患者さんにインタビューをしたとき，副作用が強くても積極的に抗がん剤治療を受けたいと考える方もいらっしゃれば，疼痛コントロールを中心として生活の質を大切にしたいと考える方もいらっしゃいました。同じ疾患の患者さんでも人生観や生活背景などは異なるので，当然治療に対する思いも1人ひとり異なる象徴的な例だと思います。

　医療者と患者の理解のギャップを埋めるためには，医療者が患者の解釈モデルやナラティブ（背景・物語）を聴き，共有，理解することが重要であり，それによってより患者に適したサポートが可能になるのです。

　このように，「①徹底して患者の話を聴く，②適切な質問をする，③患者の解釈モデルを共有する」ことを通して患者の考えを十分理解し共有することができて，初めて「医療者が患者に対して専門家としての考えを話す」準備が整うのです。

個々の患者に合わせて伝える

　医療者が患者に対して専門家としての考えを話す際に重要なのは，患者のリテラシー（知識）とレディネス（心の準備）を確認することです。「リテラシー」とは，日本では「識字率」のように文字を読んで理解できるかどうかという意

味で用いられますが、ここでは医療の専門用語をどのくらい理解できるかどうかを意味します。当然、これまでの仕事や経歴などにより、専門用語に詳しい患者もいます。個別のリテラシーを確認したうえで、医療者は目の前の患者が分かる言葉を使って話す必要があります。

一方で「レディネス」とは、医療や治療に対する患者の心の準備状態です。例えば、これまで何回か入院や手術を経験しており、医療現場の雰囲気や「手術」の流れを把握している患者と、医療に全く縁がなく、初めて病院にきて、独特の雰囲気に飲まれているうえに「手術」という言葉を聞いて頭が真っ白になっている患者とでは、たとえ専門用語の理解力が同じだったとしても、同じことを伝えたときの受け止め方が全く異なります。

このような反応の違いは当然患者の性格特性によっても異なります。先ほどの1％の重篤な副作用の例で説明しましょう。

医療者から、①「この薬は重篤な副作用がでる可能性が1％ありますが、少しなので大丈夫です」という伝え方をする場合と、②「この薬は重篤な副作用がでる可能性が1％ありますが、何かありましたらすぐに対応しますのでご安心ください」と伝えた場合、それぞれどのような印象をもつでしょうか？　先ほど患者の受け取り方でお話ししたように、"1％"をどのように受け取るかはその患者さん次第です。つまり「自分は1％には当たらない」と思っている患者さんにとっては、①の伝え方で安心できると思います。一方で、「自分が1％にあたってしまうかもしれない」と悲観的に考える患者さんであれば、①の伝え方は医療者が勝手に「大丈夫です、問題ありません」と決めつけているだけで、自分が"100人に1人"の1人にあたってしまったらどうしてくれるんだ!？とさらに不安になるかもしれません。それに対して、②は医療者の主観は入れずに1％という事実だけを伝え、さらに何かあったら対応するという安心を伝えています。このように、一括りに"患者"と言っても多種多様な価値観や性格・特性を持っているので、情報を伝えるときには個々の患者の受け止め方に配慮するとともに、伝えたことについてどのように受け止めているかを確認する必要があります。つまり、一方通行のコミュニケーション

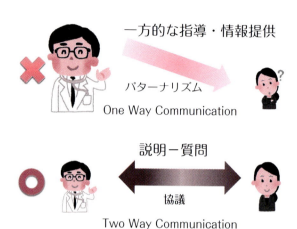

図3 One Way Communication と Two Way Communication

(one way communication) に陥らず，双方向のコミュニケーション (two way communication) をとることが大切なのです（図3）。

■ インフォームド・コンセントを与える

ここまで，医療者と患者のコミュニケーションについて述べてきましたが，患者参加型医療の根幹とも言える「インフォームド・コンセント（Informed Consent：IC）」についても言及しておきたいと思います。インフォームド・コンセントとは，患者が医療者から自分の病気や病状，手術，検査方法，治療内容などについて十分に説明を受け，その内容を十分に理解したうえで，患者がこれから受ける治療を納得して選択し，自発的に同意するプロセスのことを意味します。

インフォームド・コンセントは，日本では「説明と同意」と表現されますが，重要なのは説明と同意の間にある意思決定のプロセス，つまり「リスクも含めて医療者からの十分な"情報"による説明を受け，その説明を"理解"，納得したうえで，"自発的"に同意しているか」であり，インフォームド・コンセントを与えるのは患者自身です（図4）。

―― 患者の想いを共有するために

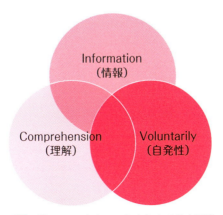

図4 インフォームド・コンセントの三大要素

　イメージがわきにくいかもしれませんので，1つ極端な例を出してみましょう。

　例えば，あなたがどうも身体の調子が悪くて病院に行くことになりました。「ひとまず検査をしてみましょう」ということになり検査をしたところ，医師から「脳に腫瘍が見つかりました。すぐに手術をする必要があります！」と伝えられ，続けざまに今の病状や手術の内容や治療について一方的に「説明」されました。そして，その流れのまま「手術する場合は，この同意書にサインしてください」と言われたとします。

　いかがでしょうか？　あなたは「理解，納得したうえで，自発的に決断」することができますか？　おそらくほとんどの人は，突然「手術をしなくてはいけない」と言われパニックになり，その状態で色々な説明をされても頭に入ってこないでしょう。どんなに丁寧で親切に説明されたとしても，きっと頭が真っ白になるか，頭の中で「手術？？」という言葉がぐるぐる回り続けるかのどちらかではないでしょうか。それでも「すぐに決めなくてはいけない」というような無言の圧力を感じて同意書にサインしてしまうかもしれません。これでは本来のインフォームド・コンセントの主旨である「十分な説明を受け，その内容を理解し納得したうえでの自発的な同意」とは言えません。

第4章

　ここで改めて「患者参加型医療」について考えてみます。患者主体の医療の前提は，「患者が自ら選択できる選択肢を提示されている」ことです。それは，患者が自ら受ける医療や治療を選ぶ，治療を受けるか受けないかを選ぶという意味もありますし，それ以前に，そもそも自ら選びたいかどうか，つまり，医療に参加するかどうかを選ぶこともできるのです。私が乳がん患者を対象に行った治療の意思決定に関する研究では，自分の治療法について複数の選択肢について説明を受けたうえで自分自身で決めたいと答えた患者が約40％いる一方で，すべて医師に任せたいと答えている患者も約14％いました[11]。患者には「知る権利」とともに「知らないでいる権利」もあるのです。

　一方で患者主体の医療を象徴しているインフォームド・コンセントの概念は，あくまでも患者が医療者に「与える」ものです。最近では，インフォームド・コンセントが本来の意味から離れてしまっている懸念から，シェアード・ディシジョン・メイキング（SDM：Shared decision making）と言い，患者と医療者で同じ価値観を共有しながら十分に話し合ったうえで最終的に患者自身が納得のできる意思決定につなげられるような意思決定のプロセスが重要視されてきています[12,13]。つまりこれからは，医療者が患者の意思を尊重すると同時に，患者にも自分の人生をどのように生きるかを自分自身で決める覚悟が求められているのではないでしょうか。そのためにも，医療者と患者が必要十分な時間をかけてコミュニケーションを取りながら互いの想いを共有し，患者にとって最善のあり方を共に見つけていくプロセスが重要になるのです。

◼ おわりに　〜かかりつけ薬剤師は患者の人生の伴走者〜

　日本社会はこれからますます高齢化が進み，医療も疾患の完治を目指すより，まずは健康を保つこと，そして病気とどのようにつき合って生活していくかが重要視される社会になっていきます。2015年に厚生労働省から出された「患者のための薬局ビジョン」では"かかりつけ薬剤師や薬局"の役割が明記され，地域に根差した健康サービスの拠点としての活躍が期待されています[14]。

　患者の"かかりつけ薬剤師"になるということは，その患者の人生の伴走者

となることなのだと思います。"病とつき合いながら自分らしく生きたい"と願う患者の伴走者となる覚悟を持つ薬剤師として，患者の想いを共有しながらプロフェッショナリズムを全うしていく。これこそが，患者参加型医療における薬剤師の理想の姿なのではないでしょうか。

参考文献
1. Henry K. Beecher: THE POWERFUL PLACEBO. JAMA 1955; 159（17）: 1602-1606.
2. 西園 1999 年
3. Scott DJ, Stohler CS, Egnatuk CM, Wang H, Koeppe RA, Zubieta JK: Individual differences in reward responding explain placebo-induced expectations and effects. Neuron 2007 Jul 19; 55（2）: 325-336.
4. 中野重行：薬物治療効果の理解（前編）．週刊医学界新聞，第 3200 号，2016 年 11 月 21 日
5. 有田悦子，三浦貞則，小川再治：神経症者の Placebo 効果に関する一実験―不安の変動を中心として―．日本薬学会 109 年会講演要旨集Ⅳ 141（1989）
6. 有田悦子，熊谷雄治，横田慎一：臨床第Ⅰ相試験におけるプラセボ投与者の自覚症状発現に関する検討．第 1 回臨床薬理試験研究会発表論文集（1999）
7. 澤田実花，熊谷雄治，横田慎一，藤田朋恵，井澤志名野，石郷岡純，黒山政一，矢後和夫，有田悦子：健常成人におけるプラセボ投与前後の臨床検査値の変動．薬剤疫学 1999; 4: S36-37.
8. 東慧子，氏原淳，大森亮子，鎌田里子，西島香，熊倉理恵，有田悦子，土本寛二：臨床試験終了後の被験者に対する情報提供に関する研究．第 28 回日本臨床薬理学会 要旨集 2007; Vol.38; S162.
9. 工藤善哉，池谷博美，田辺記子，有田悦子：RIAS を用いた服薬に抵抗感を持つ模擬患者に対する薬学生のコミュニケーション・スタイルの検討．第 23 回日本医療薬学会年会（2013）
10. Saito M, Ando-Tanabe N, Arita E: Factors associated with medication amounts considered excessive among university students: a questionnaire survey of pharmacy students and those in non-medical schools. BMC Health Serv Res 2017; 17: 475.
11. Arita E, Takeshita K, Ando N, Suzuki Y: A survey of cancer patients' attitude on informed consent of anti-cancer drug therapy. American Psychosocial Oncology Society 8th Annual Conference Anaheim（CA, US）2011.
12. Stiggelbout AM, Pieterse AH, De Haes JC: Shared decision making: Concepts, evidence, and practice. Patient Educ Couns 2015 Oct; 98（10）: 1172-1179.
13. Charles C, Gafni A, Whelan T: Shared decision-making in the medical encounter: What does it mean?（or it takes at least two to tango）. Soc Sci Med 1997 Mar; 44（5）: 681-692.
14. 厚生労働省：「患者のための薬局ビジョン～『門前』から『かかりつけ』，そして『地域』へ～」2015（平成 27）年 10 月 23 日公表

第5章

最初の一歩は薬剤師から！

岩堀 禎廣

■ なぜ，薬剤師からなのか？

　なぜ，この章のタイトルが「最初の一歩は薬剤師から！」なのでしょうか？医療には，医師，看護師，患者など様々なポジションのメンバーがいます。そのなかで，薬剤師は，ちょうどその中間の地点に存在しています。一見，中途半端なポジションに感じるかもしれません。しかし，それこそが薬剤師のアイデンティティなのではないでしょうか。中途半端であることは，「バランスが取れている」ということでもあるのです。その「ちょうど良い中途半端さ」が医療には必要なのです。世の中では，極端なことは何かと問題を生じる原因となります。薬剤師には，ぜひ，この「ちょうど良い中途半端なポジション」というアイデンティティを大切にして欲しいと思います。

　患者参加型医療を実現するためのキーパーソンは薬剤師です。これまでの章でも何度か述べましたが，医師と患者では，どうしても知識量や認識の差が大きすぎるのです。だからこそ，両者の間に立つことができる薬剤師の存在がとても重要なのです。

　そこで，この章では，患者参加型医療における「薬剤師の関わり方」を中心に説明していきます。

■ 薬剤師と患者のすれ違い

　私は，現在の医療における薬剤師と患者の関係性は，「それなりに意思疎通ができている」と考えています。「それなりに」というのは，例えば，薬剤師ではなく看護師と患者，医師と患者など，「その他の医療専門職と患者との関係性と

第5章

比較すれば，まだ，まし」という意味です。薬剤師は患者に比較的近い位置に存在しています。しかしながら，この「比較的意思疎通ができている」はずの患者と薬剤師の関係ですら，実は「双方の言いたいことのほとんどは伝わっていない，もしくは誤解されて伝わっている」ことが分かってきています。

なぜ，このような誤解やすれ違いが起こってしまうのでしょうか？

それには，薬剤師側の様々な勘違いや，コミュニケーションギャップ，患者側の誤解などが背景にあることが分かってきています。

①薬剤師側の様々な勘違い

医療者側は「患者は薬を飲みたいはずだ」と考えがちですが，それは誤解であることを第1章で説明しました。患者は薬を飲みたいわけではなく，病気などの悩みを解決したいのです。そのために薬を必要とすることもありますが，多くの患者は「できれば薬を飲まずに治したい」と考えているものです。その「薬を飲まないと治らないから嫌だけど仕方なく薬を飲まざるを得ない」という状態を，患者は「薬を飲みたい」と表現するので，医療者はそれを真に受けて「薬が飲みたいんだ！」と思ってしまうのです。

男性の諸君は，女子とランチやディナーをするときに，「何が食べたい？」と聞くことがあるでしょう。そのとき，相手の女性が「なんでもいい」と答えたとき，本当に「なんでもいい」のだと思ってはいけません。それは，「何が食べたいか聞かれると特にこれっていうものはないけど，提案されれば，食べたいか食べたくないか答えられる」という意味なのです。

その証拠に，「○○は？」と具体的に聞いたら，もし，それがイヤであれば，「イヤ」だと即答してくれることでしょう。実は，何でもいいといっても，イヤなものはあるのです。ですから，患者の「薬を飲みたい」「薬が欲しい」を真に受けてはいけません。それは，「病気を治したい」という意味なのです。

同様に，薬剤師は「患者は薬が欲しくて薬局に来る」と考えますが，患者は「薬が必要だから，仕方なく，やむを得ず薬局に行く」のです。また，一般に「薬をもらう」という表現がされますが，実際には患者は「薬を買う」のです。

患者が無料で薬をもらえることは実際にはありませんが，薬剤師側にも「薬を売る」という意識は希薄です。この傾向は調剤薬局や病院の薬剤師に特に顕著です。なぜなら，薬剤師が薬を売ろうとしなくても，患者が医者に行けばその後ほとんど自動的に処方箋を持って薬局に来て，薬を買っていくからです。

　また，薬剤師は「調剤して，服薬指導をして，管理すること」に対して患者がお金を払っているという感覚が強いことも理由にあります。しかし，実際には患者は薬剤師に対してお金を払っているというよりも，薬そのものに対してお金を払っているといった感覚が非常に強いため，ここにも認識のギャップがあります。

　勘違いは他にもあります。例えば，薬剤師は「患者は長い待ち時間を嫌う」と考えていますが，実際には「待合室の居心地が良くないから，長く過ごしたくない」だけです。多くの患者は，居心地の良い待合室であれば，多少の待ち時間は気にしないものです。

　本当に待ち時間を嫌う患者は，カウンターに処方箋を預け，後の都合の良い時間に薬を取りに行ったりします。待つことが嫌なのに待合室で待つことを選択する患者の多くは，再度足を運ぶことを面倒に感じたり，こうしたシステム自体を知らなかったりすることが多いです。近年ではスマートフォンのアプリケーションでも呼び出しができるようになっていますが，こうしたIT技術の活用に対する薬局，患者双方の理解が足りないケースも多く，いまだにテレビや雑誌のみで待ち時間に対応している薬局も数多く存在します。

②コミュニケーションギャップ

　薬剤師と患者との間にはコミュニケーションギャップが存在します。薬剤師が患者に伝えている情報と，実際に患者に伝わっている情報との間に大きな差が生じているのです。その主たる原因には，伝える情報量が多すぎること，患者の持つ背景などに対する理解不足，接客時間の短さなどがあり，他にも多くの原因が存在しています。これらのような原因のいくつかを詳しく見ていきましょう。

① 伝える情報量の多さ

　薬剤師から患者に伝えるべきとされている情報は非常に多いです。しかし，薬剤師が患者に10の内容を説明しても，患者が理解できる内容は1〜2割程度であり，残りの8〜9割は伝わっていないことが実情です。しかも，場合によってはわずかな情報が誤解のうえで受け取られることも大きな問題になっています。処方された薬が1種類のみであっても誤解なく情報を伝えることは非常に難しいものですが，多くの場合，一度に処方される薬は複数です。患者が受け取るべき情報量は爆発的に多くなり，これがさらに誤解を招く事態を呼びます。

　例えば，患者が「効果」についての説明を意識した場合，先ほどまで覚えていた「副作用」や「用法用量」についての情報を忘れてしまうことがあります。しかし，懸命に説明をする薬剤師は，患者がそのような状態にあることをなかなか理解できません。

　専門家である薬剤師が薬の説明を行うことは簡単なことですが，「その患者にとって分かりやすい方法で説明する」ことは別のスキルだと言えます。

② 医師と患者，医師と薬剤師の連携不足

　医師と患者，医師と薬剤師の連携が上手くできていないためにギャップが生じるケースもあります。

　実際にあった適応外処方の例を挙げましょう。医師が「エスベリベン」という痔の薬を，冷え性の改善を期待して処方しました。適応外処方とは，このように薬が持つ本来の目的とは違う効果を期待する方法です。しかし，このケースでは，薬剤師は患者に対して「エスベリベンは痔の薬」だと説明し，冷え性で受診した患者は意味が分からずトラブルになりました。

　この例では，
・医師が患者へ，本来は痔の薬であるが，冷え性にも効果があることを伝える。
・医師が薬剤師へ，処方の意図を伝える。
このどちらかができていれば起きなかった問題です。

③ 知識のギャップ

　医師と患者ほどではないものの，薬剤師と患者との間にも知識のギャップが存在します。薬剤師は薬のことをよく知っていますが，患者のことはよく知らないのです。患者は自分のことをよく知っていますが，薬のことはよく分かりません。

　薬剤師側がギャップをできるだけなくすために必要なことは，患者の背景を知るための観察やコミュニケーションを心掛けることです。患者が歩く姿を観察し，入店後はすぐに話しかけてコミュニケーションをとる。近年では，こうしたことを接客の基本とする薬局も増えています。薬剤師が患者の背景を理解し，その人の状況や性格に合った，分かりやすい説明を心掛けるだけでも，コミュニケーションギャップは解消できる方向に向かいます。

　また，こういったコミュニケーションギャップが問題視されているなか，処方箋への患者の臨床検査値データの記載を希望する薬局が増えています。臨床検査値データが記載されていれば，その患者がどのような状態なのかを知ることができるため，患者についての理解が少しは進みます。しかし，そのデータを有効に活用しきれていない薬局が多いのが現状です。コミュニケーションギャップ解消のための努力ではあるものの，まだ表面的な動きにすぎません。

コミュニケーションギャップが起きやすい傾向について，以下のような統計が出ています。

- 女性の医師
　男性医師は女性医師よりも物事をストレートに伝える傾向にありますが，それに対し女性医師は遠回しに伝える傾向があります。
- 経験年数15年以下の医師
　経験年数が15年以下の医師は積極的にコミュニケーションをとろうとしますが，その分すれ違いの頻度が高まるという傾向があります。
- 45歳以下の男性患者
　若い男性患者は話をよく聞かずに自己流の判断をする傾向があります。

> こうした傾向に配慮し，医療者側はできるだけ余計な情報を付け加えることをせず，要点を分かりやすく伝えることが重要です。

③患者側の誤解

　医療者からすると，患者は驚くような誤解をしていることが数多くあります。

　例えば，多くの患者は薬よりタバコの方が体によいと考えています。信じられないでしょうが本当です。また，患者の多くは，病院から薬剤師へ患者の情報が提供されていると思っていますが，実際のところ病院から患者の情報が提供されることはありません。医師の多くは，そもそも薬剤師に患者の情報を伝える必要がないと考えているためです。つまり，処方箋の指示通りに薬を出してくれればよいと思っていることが多いのです。そのため，薬剤師は処方箋の情報だけで様々な判断をしています。医師から直接説明を受けた患者の方が，病態や薬剤に関して多くの情報を持っていることも多いのです。

　また，患者は「薬剤師の方が医師よりも薬に詳しいはず」と考えますが，薬剤師の知識は広く浅い傾向があり，医師は自分の専門分野の薬剤に精通しています。

　他にも，患者は薬局で処方変更を希望できますが，こうした仕組みを知らない患者も多くいます。

　また，「薬剤師は患者に興味がない」「薬にしか興味がない」と誤解している患者も大勢います。その原因は，患者は一生懸命に薬の説明を行う薬剤師の姿を見て「自分にはあまり興味がないのだ」と感じるからです。なぜなら，一生懸命に説明を行う薬剤師は処方箋や添付文書ばかり見て話す傾向があるからです。しかし，これも誤解です。薬剤師は「薬が患者を健康にする」という思考が強いために，患者よりも薬に注目しているように見えてしまうのではないかと思います。

　実際には，患者は薬を飲みたいわけではなく，悩みを解決する方法として薬を飲むのです。要するに，多くの患者は薬剤師と悩みを共有し，その解決方法

――最初の一歩は薬剤師から！

を聞きたいのです。しかし，患者の多くは上記のような誤解のために「薬剤師に何を聞いても，添付文書に書かれていることを復唱するだけだ」と思ってしまい，薬剤師とのコミュニケーションを最初からあきらめています。

また，薬剤師は自分が服薬指導を行った患者のことをよく覚えているものですが，必要以上の会話をしないために事務的な対応に終始することが多く，この場合にもやはり患者は「自分にあまり興味がないのだ」と感じてしまいます。

実は患者には，薬剤師に相談したいことがたくさんあるのです。医師の診断や対応への疑問，薬の効能や飲み方に対する質問，あるいは「本当は薬を飲んでいないけど大丈夫か」などの思い切った相談を持ちかけてみたいのです。しかし，多くの薬剤師は患者との積極的な交流を持とうとはしません。こうした薬剤師の姿勢は，患者の目には「マニュアル通りの仕事をしているだけの人」と映ります。

こうした薬剤師の姿勢から，「処方通りの薬を渡すだけなら，自動販売機でいいのに」などと考える患者も実際にいたりします。これを聞くと「処方通りに薬を出すことだけが私たちの仕事ではない」と反論したくなる薬剤師もたくさんいると思いますが，患者は薬剤師が調剤室の中で何をしているのかを知らないのです。

実は，他の医療者でも知らない人が多いのですが，医師の処方箋には1割程度の不備があります。例えば，200mgを20gと表記するなどのケアレスミスです。こうした間違いを見抜き，適正量の処方に修正して薬剤師同士で二重に監査を行うなどの仕事を短時間で行っています。このような事情をわざわざ患者にアピールする薬剤師はいないので，薬剤師が担う業務の重要性を患者が知る機会はありません。

こうした相互の誤解が解消されないままでは，患者にとって薬局は行きにくい場所になってしまいます。現在もすでに薬局よりもドラッグストアに足を運ぶ人々が増えています。最初から医者には行かずドラッグストアで薬を買う人や，処方箋をもらっても調剤薬局ではなく調剤併設のドラッグストアへ行く選択をする人が増えているのです。それだけ，調剤薬局よりもドラッグストアの

方が身近な存在で，足を運びやすいと考える人が多いのでしょう。最近は，ほんのわずかの「ポイント」が付くという理由で，ドラッグストアに併設されている調剤に変更する人が増えてきています。

患者と薬剤師のすれ違いをなくし，歩み寄るためには，薬剤師が患者に興味を持ち，薬以外のことにも話題を広げ，コミュニケーションをはかるべきなのです。

歴史的パターナリズムからパートナーシップへ

これまでの医療では，医師が治療方針を決めて指示を出し，患者はそれに忠実に従うということが行われてきました。これが歴史的パターナリズム，すなわち，これまで行われてきた役割分担です。しかし，患者参加型医療ではこのような役割分担ではなく，パートナーシップが重要になります。パートナーシップを築くということは，信頼関係を築くということでもあります。

役割分担からパートナーシップへ

薬剤師が患者の協力を得て，効果的に治療を進めたいと考えるならば，「一緒に」をキーワードに，患者とのパートナーシップの構築を目指しましょう。

この「一緒に」という概念を，夫婦がスーパーマーケットに買い物に行く場面を例に説明してみましょう。

まず，歴史的パターナリズムではどうなるかというと，夫は「自分は2階に下着を買いにいく。その間，妻には地下で食品を買ってきてもらい，15分後に駐車場で集合しよう。」と考えます。役割分担をして効率的に物事をこなしたいからです。つまり，無駄を省こうとします。しかし，円滑な人間関係を構築するために大切なことは，無駄の中にこそ存在しています。人間関係を効率的にすればするほど，良好な関係を保つことは難しくなっていきます。

では，パートナーシップを築くにはどうしたらよいのでしょうか？　夫が妻の協力を得たいと考えるならば，無駄の部分を重視する必要があります。すると先ほどの買い物は，「まず2階で下着を『一緒に』選び，それから地下で『一

緒に』食品を買い，『一緒に』駐車場に戻る」という行動が必要となるわけです。こうして「一緒に」考え，行動することを通じて良好なパートナーシップが構築されていきます。

　医療の世界では，長い間分業制が当たり前だと思われてきたため，薬剤師もそのように考える傾向があります。しかし，これまでに述べてきたようなコミュニケーションギャップを解消したいと考えるならば，「一緒に」をキーワードに患者とのパートナーシップの構築を目指しましょう。こうした試みが，やがては患者参加型医療の実現へ向けた第一歩となるのです。

■まずは薬剤師がパターナリズムを脱却する

　薬剤師が患者と共に歩むパートナーシップを築こうと考えるなら，まずは現在の医療業界を支配するパターナリズムの関係から脱却する必要があります。

　この章の冒頭でも述べましたが，私は，薬剤師が医療業界の中でとても重要な立ち位置にいて，最も患者参加型医療を推し進めやすい存在だと考えています。もちろん，患者参加型医療を実現するには，医師や看護師といった他の医療者の協力も必要不可欠なことに変わりはありません。

　では，なぜ「まずは薬剤師がパターナリズムを脱却しよう」と主張しているのかというと，それは薬剤師が患者に一番近いところにいる存在だからです。

　医療を1つの円として考えてみましょう。円の中心は医師です。そして円の外側に患者がいるとします。薬剤師は，円すなわち医療の中心からは一番離れたところにいます。医療の外側にいる患者と最も近い位置にいるということは，患者にとって最も身近な医療者であることを意味します。

　「客観的な視点を持ち込める」点においても，薬剤師がまずパターナリズムを脱却する最初の存在になるメリットがあります。医師と看護師は円の中心にいて両者の距離も近く，また患者という存在にかなり主観を持ちやすい立ち位置にいます。主治医という言葉があるように，「誰がその患者のメインの担当者か」がはっきりしています。そのため，どうしても「『私』の患者」というような意識が強くなってしまうのです。看護師も同様に，患者に対する思い入れが

強く出やすい職種です。それに対して薬剤師は，患者本人というよりも薬を扱う仕事であるため，「第三者的に」「主観的になりすぎない」ちょうど良い距離感で患者と関わることができます。つまり，立ち位置的に，医師や看護師に比べてバランスの良いところにいるのです。

これらのことは，逆に言えば，薬剤師の立ち位置は，患者に対し「他人事で積極性に欠ける」姿勢をとってしまいがちだということでもあります。積極性に欠けるというよりも，積極的に「受け身の姿勢をとる」傾向があると言えます。医師や看護師の方が患者と関わる時間が多いため，一歩引いて患者と関わろうとしてしまうのかもしれません。

しかし，これまで一歩引いていた分，患者に歩み寄っていけば，患者も医療に参加しやすくなるのです。第3章で述べたように，患者が医療に参加しようとしたときに最初に行動を起こせる場所が薬局であり，薬剤師と関わることだからです。薬剤師と患者，両者がお互いに歩み寄れば，パターナリズムの脱却につながります。そのためにも，まずは薬剤師から，患者に歩み寄ってほしいと思います。

▮ 薬剤師の「今」と「これから」

ここまで，まずは薬剤師がパターナリズムを脱却し，患者に歩み寄ることの重要性を述べてきました。

薬剤師のポジション，立ち位置というのは実は変わってきています。しかし，現状では今の薬剤師の役割すら自覚できていない人がほとんどであるように感じます。そこでここからは，現在の薬剤師のポジションと，変わりつつある役割について説明していきます。

▪ 現在の薬剤師のポジショニング

薬剤師は医療チームにおいてはゲートキーパー（最終責任者）のポジションだと思われる傾向にあります。私自身も実際のところ，薬剤師にはゲートキーパーとしての役割「も」あると考えています。なぜなら，薬剤師は最後に患者

に会う医療者だからです。そして前述したように，医師が出した処方箋の不備やミスを見抜き，調剤することができるためです。

しかし，薬局としての機能を考えると少し変わってきます。薬局は，実際には患者以前，つまり，体調不良を自覚した人が"最初に"立ち寄るべき場所としても機能すべきです。患者の相談に乗った薬剤師は，症状に応じた適切な病院を紹介する役割も果たせるはずです。

薬剤師は薬を媒介として，医師と患者との橋渡し役を務め，医療連携における潤滑油的な役割を担っているはずですが，この役割をあまり滑らかに果たせていないのが現状です。一般的に，薬剤師は積極的に意見を主張することも少ないため，このようなことが医療チーム内の問題として注目されることはありません。

■これからの薬剤師のポジショニング
① ゲートオープナーとしての薬剤師

薬剤師は長らく自分たちを最終医療者と位置づけ，ゲートキーパーというアイデンティティやポジションを大切にしてきました。それは他の医療者，特に医師から見ると，「薬剤師は，診断の責任を医師に押し付け，その背後に隠れて言いたいことを言っている」ようにも感じられるものです。実際のところ，多くの医師は「患者は薬剤師に対し，医師に言えないことをたくさん話している」ことを知っており，それを歯がゆく思っているのです。そして「今以上の責任を薬剤師が担ってもいいはずだ」と感じています。つまり，「薬剤師はこれまでのようなゲートキーパーとしてのポジションのみに安住せず，ゲートオープナーとして積極的に第一医療者としての責任を果たしてもいいはずだ」と考える医師も増えているという事実を，声を大にして伝えたいと思います。

友人の南アフリカ人の薬剤師から聞いた話ですが，南アフリカでは一般的に，病院やクリニックは薬局に付属するものだそうです。人々はまず薬局に相談に行き，さらに必要があれば病院へ行くそうです。南アフリカの社会環境を一概に日本や米国と比較することはできません。しかし，少なくとも人々が健康上

の悩みを抱えたときの最初の相談先が地域の薬局である点は重要です。日本でもこのような環境が実現すれば，慢性疾患への対応が薬局のみで完結する事例も増えるでしょう。医療のあり方は今よりも地域に優しい構造へと変化し，医療費も大幅に抑えられるでしょう。病院で受診した患者は処方箋を持って薬局に帰ってくるので，薬剤師は併用薬などの管理もしやすくなるでしょう。

このような薬局と病院の連携が実現するためには，例えば，地域のクリニックと門前薬局との関係のように，薬剤師と医師の間に"顔の見える信頼関係"が構築されていることが前提となります。

南アフリカの事例のように，日本でも，薬剤師が，病院に行く前の，健康上の悩みを抱える人に対して適切な薬や医療者を繋ぐ役割を担うことができるのではないでしょうか。これが，ゲートオープナーとしての薬剤師です。

② ファシリテーター（促進者・進行役）としての薬剤師

薬剤師は触媒のような存在であるとも言えます。触媒とは化学反応の反応速度を速める物質で，触媒自身は反応の前後で変化はしません。つまり，効果的に物事を進めること，促進させることが薬剤師の役割でもあるのです。薬剤師は原料（患者）が最終生成物（健康体）になりやすくするための手助けはしますが，患者の病気が治っても「薬剤師のお蔭だ」とは，あまり言われないものです。例えるなら，ロックバンドであればベーシスト，野球であればキャッチャー，サッカーであればゴールキーパーのような役割です。

■ もし医療が薬中心だとしたら，薬剤師の役割は？

医療が，薬を中心に患者も医療者もつながっていると考えてみてください。

日々のちょっとした健康不安から臓器移植などの高度医療に至るまで，薬を中心に医療を考えてみると，人生の最初から最後までを切れ目なく繋ぐことができます。まさに，「ゆりかごから墓場まで」です。医療用医薬品だけでなくOTC（Over The Counter：一般用医薬品）も含めて，人の医療情報は薬の履歴によって俯瞰・管理することができます。つまり，薬の履歴に「どんな症状で」

「なぜ，その薬を」などの情報が紐づいていくことになります。さらに，「何を食べて」「何時に寝て」などの情報とともに「病院でどんな診断を受けて」という情報が並列することになります。

　このとき，薬剤師はどのような役割を担うのでしょうか？

　やはり先ほども述べたように，薬剤師は「薬を通じて色々な医療者や患者を繋げることのできる役割（ゲートオープナー）」になるのではないでしょうか。こうした薬剤師の役割が果たされた医療の状態をよりイメージしやすいように，いくつか具体例を一緒に考えていきましょう。

① 試しに，薬剤師中心の医療を考えてみると

　もし，薬剤師が医療チームの中心にいたら…。江戸時代までは薬剤師が医療の中心にいました。医師が医療の中心となったのは，たかだかこの数百年です。18世紀後半に『解体新書』が出版されて以降は，西洋医療が日本の医療の中心となり，その結果，医師が医療の中心となりました。18世紀までは，日本の医療は漢方による内服治療が主なものでした。その時代に医師の役割を果たしていたのは，薬師（くすし）と呼ばれる，今でいう漢方薬剤師です。

　最近のアメリカのテレビドラマに，女性のワトソンを相棒にシャーロックホームズがニューヨークを舞台に活躍するものがあります。その劇中に出てきたChinese Medicineという言葉が，字幕では「漢方」と訳されているのを見て「ちがーう！」と思いました。声を大にして言いますが，漢方は日本の伝統医学であり，200年ほど前までは日本の医療の中心でした。そして，それを担っていたのが薬師だったのです。つまり，ほんの少し前の日本の医療は，薬剤師が中心となって行われるものだったのです。この医療体系にも様々な問題はありましたが，それは現在の医療が抱える問題とあまり変わりはありません。

　薬剤師が医療の中心であるなら，治療の責任者は薬剤師です。薬剤師は治療計画を立て，処方をします。この場合，医師が受け持つ役割分担は"診断"です。

　将来の医療体系が実際にこのような形に変化していくと仮定した場合，それ

までのプロセスにおいては，薬剤師は主に慢性疾患の治療計画を受け持って画像診断などを医師にアウトソースする役割を担い，医師は主に急性疾患の治療計画を担当する，という経緯をたどるかもしれません。医師は最終的に，主にER（救急患者の診療）や先天性疾患などの分野で活躍することになるのかもしれません。

② 試しに，処方箋に頼らない薬局経営を考えてみると

かつて，日本の薬局は処方箋に頼らない経営を行ってきました。昔の日本には商店街に家族経営の"薬屋さん"があり，町の人々が気軽に健康相談に立ち寄ったものです。このあり方はやがて，医薬分業の流れの中で，保険調剤を主業とする「薬局」と，OTCなどの販売に加えて衛生用品や食品までも販売する「薬店」，いわゆるドラッグストアに分かれていきました。その後，ドラッグストアのマーケット飽和により調剤薬局を併設するドラッグストアが増え，調剤薬局では在宅医療や予防医療にも対応するためにOTCも販売するようになりました。そして現在は，調剤薬局とドラッグストアの双方が，処方箋とOTC販売により利益を上げようとしています。

薬局が売上の多くを処方箋に頼っている現状は，まるで「下請け産業」とも言える状態にほかなりません。発注元は患者，元請けは病院であり，その下請けが薬局，という構造であり，下請けの経営状態は元請け次第で大きく左右されてしまいます。今後の薬局がこの状態を脱却したいなら，独自の販売戦略が必要です。つまり，薬局が患者と直接のつながりを持ち，収益を上げていくことです。

処方箋に頼る薬局のビジネスモデルは，飲食店と同様に「客単価×回転率」によって利益を上げるものです。しかしながら，処方箋あたりの客単価を上げること——処方箋に書く薬の数を増やすことや，単価の高い薬を多く記載してもらうこと——は，倫理面からも医療の構造からも難しいことです。

ならば，数多くの処方箋を得て回転率を上げればよいのでしょうか？

調剤薬局の多くは病院やクリニックの門前にあり，処方箋枚数はその評判や

人気に依存している状態です。クリニックの患者数が、薬局の処方箋枚数を決めてしまうのです。この現状の中で薬局が利益を上げる道は、コスト削減への努力しかありません。

では、薬局を地域の保健室のような役割に位置づけてみてはどうでしょうか。これは会員制であり、薬は必要なときに使い放題とするのです。あるいは、薬局と家庭が連携する方法はないでしょうか。どの家庭にも、健康に無頓着で、運動習慣もなく、喫煙飲酒をし、睡眠も不十分で、体重オーバーの働き盛りの男性がいるものです。多くの主婦は、健康に無頓着な夫だけでなく子供や親の健康管理もしており、場合によっては世帯が違う義理の親の健康にも気を配っているかもしれません。そのような主婦のサポートを薬局が担うことはできないでしょうか。

このように、薬局が地域の顧客との関係を強化し、顧客が定期的に来店する仕組みを複数構築することにより、処方箋に頼らない経営が可能になるかもしれません。

■ 10年後の当たり前を作ろう！

「10年後の当たり前を作る」——これは医療業界にとって、重要な、持つべき考え方の1つです。

医療や介護、さらには教育の世界では、毎日の業務が非常に多く、多忙なのが当たり前です。それはつまり、目の前の仕事をこなすことに必死で、長期計画が立てづらい状態にあることを意味します。そのような状態のため、医療者や教育者は、あまり先のことを考えようとしません。

これを教育の世界で考えると、例えば、小学校や中学校の先生は、生徒が社会に出る10年後15年後に必要とされる人材を育てなくてはいけないのに、「今、必要な存在」を育成しがちです。それはどういうことかというと、「10年後には時代遅れになっている人材」を育成していることを意味します。

医療の世界も全く同じです。ほとんどの医療者は「目の前の患者の、今の病気さえ治ればいい」と考えます。つまり、その後の患者の人生を考えていない

第5章

ので，治療の金額を考えないで，完治した後に患者には莫大な借金が残ってしまったということも多々起こるのです。これらはすべて，先を見るという考えを持っていないことが原因にあります。

　10年前には「チーム医療」「多職種連携」という考えもほとんどありませんでした。しかし，今はそれが当たり前になっています。ですから，現在はほとんどないけれども，10年後には当たり前になっているようなことを今から始めませんか？という提案をしているのです。

　これに関連して，薬剤師の業務についても少し考えてみてほしいことがあります。

　そもそも，調剤は薬剤師の仕事なのでしょうか？

　私は1990年代後半から，「調剤は薬剤師の職能ではない」と言い続けてきましたが，なかなか受け入れてもらえませんでした。場合によっては，激しい反発がありました。当時はその理由を理解することはできませんでしたが，ふと，あることに気が付きました。私のこのような主張に反発があったのは，歴史的背景への配慮が足りていなかったからだと気づいたのです。

　1980年代まではドラッグストアという業界がなく，そして2000年くらいまでは調剤薬局という業界もありませんでした。この頃の薬剤師は，「調剤は薬剤師の仕事である」と，まだそうなっていない時代に主張し続け，調剤という仕事を獲得した歴史を作ってきたのです。そうして調剤という仕事を得るまでには，大変な努力があったことでしょう。私にはその努力に対する敬意が不足していました。反発の声というのは，こうした歴史を作ってきた人々の，調剤という仕事に対する思い入れの強さを表していたのです。

　しかし，時代は大きく変化しています。調剤は薬剤師の仕事ではないのです。スウェーデンではすでに調剤は機械化されています。また，機械化されたほうがミスは少なくなります。その代わりに，スウェーデンの薬剤師は，服薬指導に特化しているのです。

　調剤ができるようになるためには，はっきり言って専門学校で2年間学べば十分です。さらに，繰り返しになりますが，機械でも調剤はできます。4年間

も勉強するなら，調剤室の外，そして薬局の中での仕事をするべきです。すなわち，服薬指導や患者対応をするということです。実際のところ，患者と薬・医療者をつなげる役割は4年間学べば十分身につけることができますが，現状では6年間学んでいるにもかかわらず実現していません。現在の薬学部のように6年間も勉強するなら，薬局の外に出て，ゲートオープナーとして地域全体に貢献するような仕事ができるはずなのです。それはすなわち，前述した南アフリカの事例のように，病院に行く前の人々に適切な薬や医療者，医療機関へと導く仕事をするということを示しています。

このように私たち医療者は，常に変わり続ける世の中で，10年後20年後の将来を予測しながら，仕事内容も変えていく必要があるのです。

患者参加型医療の課題

患者参加型医療の概念はまだ発展途上ですが，すでにいくつか検討すべき課題が浮かび上がってきています。

1．患者があきらかに誤った考えを主張しているとき

これは，とても難しい問題です。例えば，悪性腫瘍などで手術が必要な状態にも関わらず，手術をせずに代替医療を選択するという事例や，明らかに失血死が迫っている状況にも関わらず，宗教上の理由から輸血を拒否する事例などです。

この場合，医療者である私たちには何ができるでしょうか？

患者参加型医療を実践するためには，「患者は間違っている」と考えないことが重要です。「間違っている」のではなく，「違っている」だけなのです。人生における価値観は人それぞれですが，医療は患者の人生の選択にまで踏み込むことがあるため，互いの価値観の違いが明確に浮かび上がることがあるのです。

医療者は「命より大事なものはない」と考えますが，一般の人々にアンケート調査をすると，「タバコを止めるくらいなら死んだ方がマシ」「テレビを見られなくなるくらいなら，死ぬ」と答える人も少なからずいるのです。人それぞ

れ，人生における価値観や優先順位は異なるのです。相手の価値観が自分とは異なっていても，それは「相手にとっては正しいこと」なのです。医療者である私たちが患者との関係性を築こうとするならば，まずは「相手の価値観を否定しないこと」が重要です。

しかし問題もあります。このような関係性を，緊急を要する状況下でも達成できるかどうかです。その場合は，医療者側の判断において何らかの結論を下すことも必要です。

2．時間がない

良い人間関係を構築する最良の方法は，ゆっくりと時間をかけることです。しかし，薬剤師は常に時間に追われており，患者との関係構築に時間をかけられないことも多いです。

人手の少ない薬局や処方数の多い薬局では，常にこのような課題を抱えているものですが，このような問題の解消に役立つ方法（考え方）をいくつか紹介します。

① 患者の話を遮らない（患者の話を遮らずに聞いても，対応時間はそれほど伸びない）

多くの医療者は，患者が延々と話し続けて診察や服薬指導の時間が延びるのを嫌がります。そのため，患者の話を途中で遮ろうとします。しかし，実は平均すると，遮らなくても対応時間はほとんど伸びないというデータがあります。

信じられないと思うかもしれませんが，試しに患者の話を遮らずに聞いてみてください。

② 初期対応に時間をかける（長い目で見た場合，初期の対応に時間をかけた方がトータルでの時間の節約につながる）

①の話とも関連しているのですが，患者は話を途中で遮られると，「話を聞い

てもらえた」という感覚がないので毎回毎回同じ話をしようとします。しかし，診察の初期の頃にしっかりと患者の話を聞くようにすると，回数を重ねるほどに話す時間は短くなっていくのです。その結果，トータルして診察時間の短縮につながります。このことを踏まえて，最初は面倒でも，時間が伸びても，患者の話を聞くことに時間をかけましょう。

③「体感時間」が長いだけと割り切る（残念ながら，いくら実際に時間を節約しても，話を聞いている時間が長いと「体感時間」は長く感じる）

　実際に話を聞こうとすると，どうしても「長く診察している」と感じてしまう医療者が多いと思います。なぜなら，医療者には「自分が話したい」という思いが強く，話を聞くのが苦手な方が多いからです。

　しかし，これはいくら時間を節約していようと，長いと感じてしまうものなのです。体感時間が長く感じているだけだ，と割り切ってみるのも1つの方法です。

④ 患者と心理社会的な会話をするように心がける（心理社会的な話題を覚えていたかどうかの方が，正確な診断より，患者の満足度に直結する）

　心理社会的な会話，つまり日常的な会話を医療者とできると，患者の満足度は上がるものです。医療者はどうしても診察内容や症状についてなど，医学生物学的な会話をしてしまいがちですが，患者の満足度を考えたときには，もっと日常的な話題を大切にした方がよいことになります。しかし，これはケースバイケースで，満足度よりもちゃんと治療をすることを優先した方がよい場合もあります。その状況によって，判断していきましょう。

　このような①～④の方法（考え方）を実践し，トータルで見て時間短縮かつ患者の満足度の向上を図っても，どうしても時間がかかってしまうこともやはりあります。しかし，どうせ時間がかかるのなら，「仕方なくて，時間がかかった」という感覚よりも，「しっかり時間をかけたのだ」という感覚を持つことが

できれば，医療者のモチベーションも変わると思いませんか？　これらの方法を実践して対応をしていけば，患者の満足度は確実に上がっていきますから，やりがいを実感できるはずです。ですから，「時間がかかる」という感覚から，「時間をかける」という感覚を持って臨んでみてほしいと思います。

◾ 最後に　～本書のまとめ～
向き合わない。横並びで一緒に歩く

　医療者は患者に対し真剣に誠実に向き合いますが，実はそれは間違いです。向き合おう，と考える時点で対立関係が生まれてしまうからです。それよりも，「治療の長い道のりを患者と医療者が手をつないで一緒に歩いていく」という横並びの関係を構築することが大切なのです。医療者は「治らなければダメだ」と考えます。しかし，患者参加型の医療の目的は，単に「患者が医療に参加する」ことではなく，また，単に「病気が治る」ことでもなく，「これから先の患者の人生のプロセス全体を充実させる」ことです。そのために,「参加する」や「治る」といった結果にとらわれることなく，患者の幸せは未来に向かって，一歩，一歩，患者と一緒に横並びで歩いていくプロセス自体に価値を置くのはいかがでしょうか。

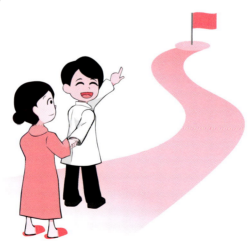

結局，患者参加型医療とは？

　第1章から第5章まで，コンコーダンス・モデルについて詳しく説明してきました。私はコンコーダンス・モデルの本質を「患者参加型医療」と定義しましたが，実はこの「患者参加型医療」の概念自体は新しいものではありません。これまでにも，一部の医療者だけではなく，一部の探求心の高い患者たちも，患者が医療に積極的に参画することの大切さを認識していました。ピアサポートや，患者団体の活動などがその例です。

　ピアサポートのピアとは「仲間」を意味し，同じ病気や問題を抱えている人同士が仲間として助け合う活動のことを言います。患者団体の活動も，患者自らが主体となってグループを作って話し合う場を設けるなどして医療に参加します。ところが，こうした患者主体の活動を，医療者側があまりよく思わない傾向がありました。なぜなら，医療者側にはこれまで，医療に患者を参加させようという体制がなかったからです。

　もちろん，患者の視点を医療に取り込もうという意識を持つ医療者も存在しました。その良い例となっている書籍があります。

- 『ペイシェンツ・アイズ—患者中心の医療・介護をすすめる七つの視点—』—マーガレット・ガータイス他著，日経BP社（患者が医療者をどう見ているのか。本当に患者のために医療・介護を実践するために書かれた本）
- 『患者は何でも知っている』—J.A. ミュア・グレイ著，中山書店（患者が自らの責任を認識し，それを引き受ける「かしこい患者」になるために）
- 『最高の医療を受けるための患者学』—上野直人著，講談社（アメリカでがんの専門病院で20年近く働いた日本人医師が書いた，患者のための本。患者が最良の治療を受けるためには具体的にどのような行動をとれば良いのかを解説している）

これらの書籍では，医療者が患者の視点を取り入れること，そして患者が実際に書いてある内容を実践することで患者参加型医療の実現を目指しています。

　今回，本書で述べた患者参加型医療の概念は，それをさらに一歩進めて，「積極的なパートナーシップ関係を患者と医療者が構築すること」を意味しているのです。

患者参加型医療のまとめ

　最後に，患者参加型医療の特徴をまとめます。（第2章，コンコーダンス・モデルの4つの前提を参照）

> ①患者と医療者はそれぞれ異なる意見を診察室に持ち込む者である。
> ②患者は自身に関する専門家である。患者参加型医療とは，2種類の専門家による対等なパートナーシップに基づく意見交換のプロセスである。
> ③患者に薬を飲ませることができるのは基本的に患者本人であり，入院時のみが例外である。薬による治療は，基本的には患者の協力がなければ無理である。
> ④患者と医療者はパートナーとして治療を含む意思決定のプロセスを共有し，一緒に実行する。効率を求めず，分担をせずに一緒に取り組むことが重要である。

　しかし，これが患者参加型医療の「最終形」では決してないことを最後に強調しておきたいと思います。なぜなら，患者参加型医療とは，この方向性をもとに，より良い医療を目指して，患者と医療者が共に努力していく様々なプロセス全体を意味しているからです。1つの完璧な形としての患者参加型医療が存在するわけではありません。それぞれの患者と医療者の関係性の中に，色々な形で存在するものなのです。

　最後に，ここまで読んでくださったあなたが，もし患者参加型医療の実現を

目指して，具体的な行動を起こそうと思ってくれたとしたら，いくつかの方法を提案して終わりたいと思います。

患者のための医療に参加する方法 10 ステップ

1. 「医療者＞患者ではない」ことを意識して病院に行ってみる。まずは，そこから（第 4 章 心理的力関係の解消。患者になっても，自分で自分の人生は決められる）。

2. 「患医ねっと」を時々覗いてみる。時間がある時に少しチェックしてみる（ペイシェントサロン協会の Facebook ページから，活動報告など。ペイシェントボイスカフェ）。

3. 自分から調べてみる。近くでそういう活動があるのか，自分でも参加できそうなところはあるか探してみる（主に Facebook ？）。

4. 実際に患者団体の活動やペイシェントサロンなど，興味を持ったものに参加してみる。

5. 今，飲んでいるお薬やお薬の作用で，気になることや不安なことがあったり，見つけたりしたら，お薬手帳に書き込んでみる。

6. 薬をもらった薬局の薬剤師さんに，次に薬局に行くときに書いたことを相談してみる（もしも，薬剤師さんの対応が合わないな，と感じたら？→7へ）。

7. かかりつけ薬局を見つけてみる（決めてみる。いつも隣接する薬局にしか行かない人，意外と多いんじゃないだろうか？　親身になってくれる薬剤師さんがいるところをかかりつけ薬局にしてみる，など）。

第5章

8. 薬剤師さんと相談してみて気になることを，次は医師に言ってみる（これはちょっと勇気がいるかもしれないけど，お薬手帳を見せながら…）。

9. 医師に言われたことを，かかりつけ薬局の薬剤師さんに話してみる。もしできたら，その内容もお薬手帳にメモしておいて時々自分で確認したり，医師に見せたりしてみる（8とこれを繰り返すと，医師と薬剤師さんのコミュニケーションにもつながる）。

10. オリジナルの方法を生み出しましょう！「こんな方法をやってみたらうまくいった！」など，ぜひ，私たちに教えてください！

おわりに

　2013年10月のとある日のランチタイム。私の会社のウェブサイトからの問い合わせを知らせるアラームが鳴りました。「どうせスパムメールだろう…」と思いつつメールを開くと，意外なことにある薬学部の教授からでした。メールの内容は，その教授が実行委員を務める乳がん学会で「薬剤師向けのシンポジウムを初めて実施するので登壇して欲しい」というものでした。その教授は2010年に出版された患者参加型医療に関する私の訳書，『なぜ，患者は薬を飲まないのか？』を研究対象として用いてくださっていて，シンポジウムのテーマが同じ内容だったため，お声をかけていただいたとのことでした。

　突然の嬉しいご依頼により登壇させていただいたシンポジウムは，日本で初めて公に患者参加型医療について取り上げたものとなりました。このシンポジウムが開催された2014年は，私にとって記念すべき年となりました。患者参加型医療をテーマとした勉強会が複数回開催され，私は幾度も講演の機会をいただくことができたのです。こうした試みは，2013年以前は私が主催したものの他には一度もありませんでした。そのため，私が2010年に患者参加型医療についての訳書を出版してから2012年までの3年間は，なかなか医療を取り巻く環境の変化を実感できる機会がなかったのです。しかし，ようやく患者参加型医療への注目が高まってきたことを感じられるようになり，とても嬉しく思ったのを覚えています。

　このシンポジウムは，実に様々なご縁を私に紡いでくれました。そのご縁により，たくさんの貴重な出会いを得られたからこそ，本書が誕生することとなったのです。

　シンポジウムの聴衆のお一人であった小林俊三先生は，乳がんを専門とされる高名な方で，日本乳がん学会の会長をなさっていた方でもありました。先生ご自身もがんを患われていました。医師と患者という両方の立場を経験された先生は，ご自身の経験も踏まえ，医療への患者参加についての想いを，遺作である『ものいう患者』（幻冬舎，2014年）に込められました。この本には，先のシンポジウムについても触れられており，今は先生の形見として大切にしています。

シンポジウムの後にも，患者参加型医療との関わりは増える一方でした。あるとき，後輩の薬剤師から，「下町でカフェを営む経営者で，患者でもある方が主催している，薬剤師・薬学生向けの勉強会で登壇して欲しい」という依頼を受けました。その勉強会の噂は以前から私の耳にも入っていました。噂を聞いたときは，患者が薬剤師向けに発信することなどほとんどないため，「珍しいこともあるものだ」と興味を惹かれたことを覚えています。

　この勉強会の主催者である鈴木信行さんが，患者の立場から薬剤師向けに，もしくは患者向けに発信していた内容は，まさしく「患者参加型医療」の考え方そのものでした。今回，鈴木さんにも本書の第3章を執筆していただいています。

　また，上記のシンポジウムで演者として登壇されていた北里大学の有田悦子先生は，4年制教育の時代から，薬学教育に医療人としての臨床心理学やコミュニケーション教育を正式に導入されていた方です。有田先生には，本書の第4章を執筆していただいています。

　この本で「患者参加型医療」について知っていただくことで，患者と医療者のより良い素敵な関係が生まれるきっかけになれば，私たちも幸せです。不幸にしてケガや病気で「患者」となった人が，医療者との出会いによって，患者になる前の人生よりも，もっともっと素敵な人生を送れるきっかけに，そして，医療者もその患者に出会う前よりも，もっともっと素敵な人生が送れるきっかけになるように願っています。

著者を代表して
岩堀　禎廣

患者参加型医療

本当のパートナーシップの実現を目指して

2019年6月3日　第1刷発行

編著者　岩堀 禎廣

発　行　株式会社 薬事日報社
　　　　〒101-8648　東京都千代田区神田和泉町1番地
　　　　　　電　話　03-3862-2141（代表）
　　　　　　URL　http://www.yakuji.co.jp/

組版・印刷　永和印刷株式会社

ISBN978-4-8408-1495-9

・落丁・乱丁本は送料小社負担にてお取替えいたします。
・本書の複製権は株式会社薬事日報社が保有します。